CONTRIBUTION A L'ÉTUDE

DES

HERNIES LATÉRALES DE L'ABDOMEN

(LAPAROCÈLES)

PAR

Jacques-Joseph FERRAND,

Docteur en médecine de la Faculté de Paris,
Ancien interne des hôpitaux de Bordeaux,
Lauréat (bis) de l'École de médecine de la même ville,
Interne des hôpitaux de Paris,
Aide d'anatomie à la Faculté de médecine,
Membre correspondant de la Société anatomique.

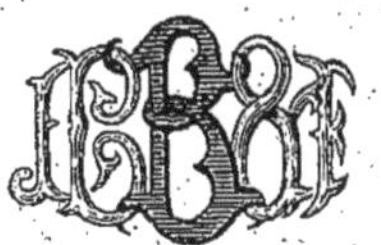

PARIS

LIBRAIRIE J.-B. BAILLIÈRE ET FILS
Rue Hautefeuille, 19, près du boulevard Saint-Germain

1881

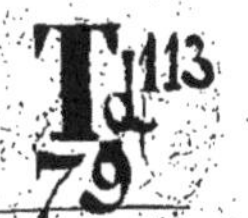

CONTRIBUTION A L'ÉTUDE

DES

HERNIES LATÉRALES DE L'ABDOMEN

(LAPAROCÈLES)

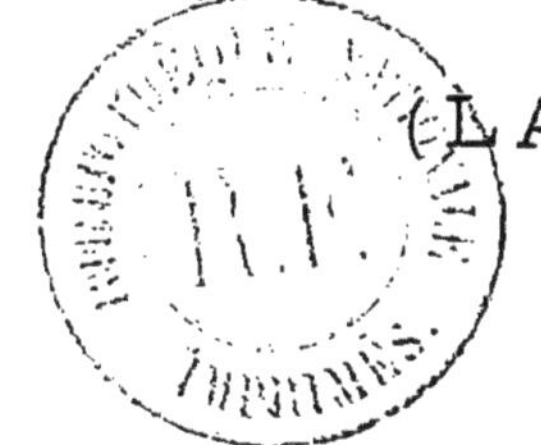

PAR

Jacques-Joseph FERRAND,

Docteur en médecine de la Faculté de Paris,
Ancien interne des hôpitaux de Bordeaux,
Lauréat (bis) de l'Ecole de médecine de la même ville,
Interne des hôpitaux de Paris,
Aide d'anatomie à la Faculté de médecine,
Membre correspondant de la Société anatomique.

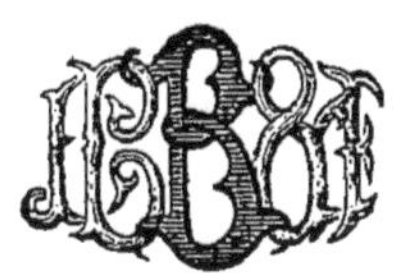

PARIS

LIBRAIRIE J.-B. BAILLIÈRE ET FILS
Rue Hautefeuille, 19, près du boulevard Saint-Germain

—

1881

CONTRIBUTION A L'ÉTUDE

DES

HERNIES LATÉRALES DE L'ABDOMEN

(LAPAROCÈLES)

Cette année, dans le service de M. le professeur Duplay, nous vîmes deux malades affectés de hernies, dont le siège était, si ce n'est insolite, tout au moins rare; il s'agissait de deux hernies de la paroi antéro-latérale de l'abdomen, de celles qu'on a désignées sous le nom de hernies ventrales : l'une de ces tumeurs s'étrangla, M. Duplay fut obligé de l'opérer, et la malade guérit; l'autre présenta des symptômes douloureux, auxquels on remédia au moyen d'un traitement palliatif. Nous pûmes ainsi sur ces deux malades étudier cette affection dans toutes ses périodes. Dans cette étude nous fûmes frappé des particularités que ces lésions présentaient aussi bien au point de vue de leur étiologie, de leur marche, de leurs symptômes, que de leurs indications thérapeutiques. Ces particularités les distinguaient des affections de même nature, que nous voyons plus habituellement et qui ont leur siège au niveau des orifices naturels de la paroi abdominale. Aussi fûmes-nous très surpris, lorsque voulant étudier cette lésion, nous ne trouvâmes dans nos traités didactiques que fort peu de renseignements. On rangeait ces hernies dans les variétés rares, et leur symptomatologie était à peine ébauchée ; ce n'est que dans le livre de pathologie externe de Duplay que l'attention est un peu plus attirée sur cette affection : il y consacre quelques pages, et y voit autre chose de curieux que la situation insolite. Mais M. Duplay reconnait qu'à l'heure actuelle ces rares travaux sont insuffisants pour donner de ces hernies une description complète ; il y a là un champ d'études nouvelles, dans lequel M. Duplay, lorsqu'il voulut bien nous diriger dans le choix de notre thèse, nous poussa à nous engager. Nous le remercions ici vivement des bons conseils qu'il a bien voulu nous donner. Nous remercions également notre excellent maître M. le professeur Gosselin. Sa bonté pour nous, depuis que nous avons l'honneur d'être au nombre de ses élèves, a été vraiment sans bornes, et nous lui adressons respectueusement l'expression sincère de notre vive gratitude.

Notre excellent ami le Dr Paul Reynier, prosecteur à la Faculté, a bien voulu nous aider dans ce travail. Nous ne saurions trop lui en exprimer notre reconnaissance, ainsi qu'aux collègues et amis dévoués qui, par leurs recherches et leurs avis, nous ont été d'un grand secours dans la rédaction de cette thèse dont la terminaison a été précipitée par des circonstances imprévues.

DÉFINITION.

Nous voulons tout d'abord limiter notre sujet, et dire ce que nous entendons décrire sous le titre de laparocèles titre que nous sommes le premier à choisir, ou tout au, moins à donner à la variété de tumeurs que nous avons en vue. Nous voulons, en effet, parler des hernies qui se produisent en dehors des anneaux naturels dans les points où la paroi abdominale est constituée par les trois plans musculo-aponévrotiques des muscles grand oblique, petit oblique, transverse; par conséquent, nous voulons parler des hernies qui se font entre le rebord des fausses côtes, l'arcade crurale, le bord externe du muscle droit, et le bord postérieur du muscle grand oblique, c'est-à-dire dans la région proprement dite des flancs. Si nous recherchons l'étymologie du mot laparocèle, nous voyons qu'il vient de λαπαρα, flanc; nous sommes donc plus en droit de l'appliquer à la variété de hernies que nous décrivons, qu'à la hernie lombaire, ainsi que quelques auteurs, d'après Littré et Robin, l'auraient fait. D'ailleurs, on a l'habitude d'appeler les hernies de J.-L. Petit, c'est-à-dire celles qui se produisent entre le grand dorsal et le grand oblique, hernies lombaires, et non laparocèles. Le mot étant tombé en désuétude pour cette variété de tumeurs, nous sommes en droit de le reprendre, d'en déposséder sans scrupule celles qui le portaient, et de l'appliquer, plus exactement suivant nous, à d'autres lésions de même nature.

On pourra peut-être se demander l'utilité de cette dési-

gnation nouvelle? Est-ce simplement pour faire du nouveau? Non, nous avons obéi à des considérations plus
sérieuses. Les hernies que nous appelons des laparocèles
ont jusqu'à présent été décrites sous le nom de hernies
ventrales, et c'est sous ce nom qu'on leur consacre quelques
lignes dans les traités classiques. C'est le nom que M. Duplay a accepté dans son livre; et j'avoue que nous avons
hésité avant de changer une d'nomination qui avait été
admise par notre maître. Mais le mot de hernies ventrales
est mauvais, détestable à plusieurs points de vue; tous les
auteurs qui l'ont employé ne l'ont fait qu'à regret, en s'ex-
cusant. Aussi ces regrets sont-ils pour nous un encoura-
gement pour rompre courageusement avec l'habitude.
Outre que ce mot ne signifie rien, car toutes les
hernies de l'abdomen à quelque région qu'elles appar-
tiennent sont des hernies ventrales, et que par suite on ne
peut l'appliquer avec raison à une hernie plutôt qu'à
une autre, il a, de plus, le défaut d'avoir été employé pour
plusieurs hernies dont l'histoire, suivant nous, a été confondue à tort avec les laparocèles; chacune offre des particularités qui leur donnent droit à une place spéciale dans
le cadre nosologique. Ainsi, nous voyons que sous le nom
de hernies ventrales, la majorité des auteurs ont décrit
les hernies de la ligne blanche, celles du muscle droit de
l'abdomen, celles des flancs (Lachausse), d'autres ont
même ajouté à ces tumeurs les hernies obturatrice, diaphragmatique (Klinkosh); dans ces derniers temps on a
retréci le cadre, mais on a continué à décrire en même
temps les hernies des flancs et celles de la gaine du muscle
droit. Dans la monographie toute récente que M. Reignier,
fait paraître sur ce sujet, il ne se décide à éliminer les tumeurs herniaires de la ligne blanche qu'avec peine; ce

sont, pour lui, des hernies ventrales, et s'il décide leur élimination, c'est surtout pour obéir à l'usage et pour séparer des lésions dont le siège est différent. Mais, encore une fois, ce n'est pas seulement le siège, ce sont encore les symptômes, les indications thérapeutiques, qui ne sont pas les mêmes et qui forcent à ne pas confondre cette affection avec les laparocèles; nous espérons le faire voir dans le cours de notre thèse. Il y a plus de raison à faire valoir, pour confondre dans l'étude des tumeurs qui font l'objet de notre travail, les hernies du muscle droit. Ces deux variétés de tumeurs ont beaucoup de points de ressemblance, et s'il existe quelques différences qui tiennent à la disposition anatomique des deux régions où elles apparaissent, ces différences sont petites, mais elles existent.

Le muscle droit de l'abdomen forme un plan tellement résistant, qu'il faut des circonstances spéciales, pour que la sortie des organes contenus dans la cavité abdominale, puisse avoir lieu à travers son tissu. Cette sortie est entravée, il en résulte que les hernies qui ont pu pénétrer dans la gaine aponévrotique peuvent y rester, faire peu de saillie au dehors, dissimulées qu'elles sont par la présence du muscle en avant d'elles. Il y a donc là quelques particularités à signaler pour cette variété de hernies, qui peuvent permettre leur étude à part; et comme cette étude, pas plus que celle des laparocèles, n'est encore achevée, ces sortes de tumeurs étant assez rares, nous ne voulons pas nous y engager et nous nous contenterons de décrire les hernies des flancs, trouvant déjà notre sujet assez vaste.

HISTORIQUE.

Rappeler ceux qui ont parlé des hernies latérales de
'abdomen, c'est pour ainsi dire rappeler tous les auteurs
qui se sont occupés des hernies. Si on en croit Lachausse
on trouverait dans Hippocrate, dans Celse, dans Avicène,
dans Galien, quelques lignes sur ces tumeurs signalées
en passant comme des curiosités pathologiques survenant
à la suite de plaies de l'abdomen. Jusqu'à nos jours, sauf
dans trois ou quatre écrits, on ne jugea pas opportun de
développer leur description davantage. Seuls Lachausse (1)
en 1746, plus récemment M. Reignier (2) dans sa thèse inaugurale, et M. Duplay dans son Traité de pathologie, pensèrent
qu'elles méritaient de fixer un peu plus l'attention, et leur
consacrèrent en même temps qu'aux hernies du muscle
droit des articles spéciaux. Mais si les auteurs ne parlè-
rent que fort peu de ces hernies, lorsqu'ils les signalèrent ils
firent parfois suivre cette mention de quelques réflexions
ou de quelques observations qui rassemblées par Lachausse,
puis plus tard par Reignier, leur permirent d'en faire une
description plus détaillée, bien qu'encore très incomplète.

Il nous a semblé curieux de reproduire ici quelques
unes de ces reflexions; elles montreront par quel courant
d'idées on a passé, avant d'arriver à celle que nous sommes
en droit aujourd'hui de nous faire de ces lésions. Nous
serons très aidé dans cette partie de notre travail par les
recherches auxquelles M. Reignier s'est livré tout der-
nièrement pour sa thèse inaugurale.

(1) De hernia ventrali. In Haller, Disp. chir.
(2) Reignier. Th. Paris, 1879.

« La cause de cette hernie, dit Dionis dans son Cours d'opération de chirurgie, est une rupture qui se fait au péritoine, car il n'est pas vraisemblable qu'elle se puisse faire par la simple dilatation de cette enveloppe qui adhère trop aux muscles et aux aponévroses qu'elle touche. C'est donc toujours un déchirement qui ne surviendra que par un effort très rude et qu'aux endroits où il y aura un abcès ou une plaie, qui, n'ayant pas été cicatrisée, laissera le péritoine sujet à rouvrir. » Ainsi il n'a en vue que les hernies suite de plaies ou d'abcès; frappé de cette étiologie, le premier il essaye de donner quelques indications thérapeutiques, intéressantes à noter. « Pour guérir ces espèces de rupture, nous dit-il, il faut faire en sorte d'approcher l'une de l'autre les deux lèvres de la plaie du péritoine, et de les tenir unies afin qu'elles puissent se rejoindre et se prendre ensemble. Mais je ne vois rien ajoute-t-il, de plus difficile. » Aussi il se contente de conseiller la cure palliative. Mais n'est-il pas curieux qu'on voie proposer par Dionis la suture profonde, la suture du péritoine, qui de nouveau est préconisée aujourd'hui, il est vrai, avec plus de connaissance de cause.

Après Dionis on oublie ces idées de traitement curatif, et on se contente, les faits se présentant, de se rendre mieux compte de l'étiologie, et du mode de formation de ces hernies. J. L. Petit aux hernies, suite d'abcès ou de plaie, ajoute les hernies par relâchement simple des parties. Mais a-t-il en vue le relâchement partiel ou le relâchement général, qui donne lieu aux éventrations, plutot qu'à des hernies? Quand aux hernies par abcès, pour qu'elles se produisent, « il faudrait que l'abcès siégeât entre le péritoine et les muscles. Si ces abcès se rencontrent chez des femmes récemment accouchées, ou qui ont eu plusieurs grossesses, la hernie se fera d'autant mieux,car les parties n'ont pu reprendre leur élasticité primitive. »

Au point de vue de l'anatomie pathologique il fait une distinction importante, trop absolue, il est vrai, comme nous le verrons plus loin. « Les hernies qui suivent la guérison des plaies non pénétrantes ne diffèrent pas beaucoup de celles qui se forment à la suite des abcès, mais celles qui succèdent à une plaie pénétrante en diffèrent essentiellement. Dans les premières, les parties intérieures ne peuvent sortir par l'endroit débilité, qu'en poussant avec elles le péritoine qui, leur servant d'enveloppe, leur forme le sac herniaire, tandis que dans les secondes (le péritoine étant divisé et sans adhérence avec les parties intérieures), les parties passent nues à travers la division, et forment des hernies sans sac. »

A ces notions Ledran et Garengeot ajoutent fort peu de choses ; ils notent seulement dans le chapitre des causes les grossesses multipliées, les hydropisies ascites, l'excès de graisse dans le grand épiploon, qui peuvent produire un relâchement général ou partiel des parois de l'abdomen. C'est alors que paraît la monographie de Lachausse sur les hernies ventrales.

Bien qu'un peu confuse à cause de la description commune des tumeurs de la ligne blanche, de celles du muscle droit, des régions latérales de l'abdomen, du voisinage des anneaux, cette monographie a tout au moins le mérite d'attirer l'attention sur ces variétés rares.

Lachausse en étudie consciencieusement le traitement. montrant que, dans de certains cas, elles sont réductibles, surtout lorsqu'elles sont récentes, irréductibles dans d'autres, et alors il insiste souvent sur les adhérences qu'on trouve lorsqu'on ouvre le sac dans la kélotomie, adhérences qui sont un obstacle à la réduction.

On a trop oublié, depuis, cette remarque cependant si importante de Lachausse ; de même, au point de vue du mode opératoire, nous retrouvons l'indication de la conduite du chirurgien dans certains sacs. Ces préceptes méritent d'être signalés, car ils nous montrent une fois de plus qu'il y a longtemps qu'on avait été frappé de la nécessité de l'occlusion du péritoine après la réduction des anses intestinales.

Nous avons déjà montré que Dionis y avait pensé ; Lachausse est bien plus explicite encore ; écoutez-le :

« Lorsqu'on a été obligé d'ouvrir le sac, ou que ce sac n'existait pas (Lachausse admettant les hernies sans sac, comme J. L. Petit), l'épiploon et les intestins étant remis en place, soit sans altérations, soit coupés et suturés, les côtés du sac ouvert sont accolés à l'anneau, après avoir toutefois enlevé, au moyen des substances caustiques, tout ce qui était de trop, et le sac est ainsi fermé.

« Ceux auxquels la méthode de Vogel et de Senzius plaît, peuvent lier au moyen d'un lien le sac et le couper sur la ligature ; ces auteurs assurent avoir ainsi obtenu la cure radicale de la hernie, les parois du sac s'unissant, se consolidant, s'indurant et opposant une nouvelle barrière à la sortie de l'intestin, pendant que la cicatrisation des muscles et des téguments faits. » N'est-ce pas, en somme, la suture profonde exposée dans tous ses détails et avec tous ses avantages ?

Après ce travail de Lachausse nous ne trouvons plus, jusqu'à Astley Cooper, de travaux dignes d'être cités. L'article de Klinkosch, qui avait paru quelque temps après celui de Lachausse, n'ajoute rien à la question ; elle l'embrouille. au contraire, Klinkosch confondant dans une même description toutes les hernies qui ne se font pas par les orifices cruraux et inguinaux. c'est-à-dire la hernie diaphragmatique, obturatrice, lombaire, de la ligne blanche, ischiatique, périnéale, vaginale, des flancs? Et après avoir signalé la séparation que Desault et Chopart font des hernies de la ligne blanche, les hernies ventrales n'étant plus que celles du muscle droit et des régions latérales, il faut arriver à Astley Cooper pour trouver de nouveau quelques renseignements. Cet auteur nous donne quelques observations et en même temps il insiste, au point de vue des hernies spontanées latérales, sur le mécanisme de leur formation. Ces tumeurs se produiraient toujours à l'union des fibres musculaires et aponévrotiques du muscle transverse, union qui forme une ligne courbe qu'on a désignée sous le nom de ligne semi lunaire.

« Sur cette ligne semi lunaire et à travers les fibres musculaires existent des orifices vasculaires qui sont parfois originellement trop grands, et alors les viscères peuvent trouver une issue facile à travers ces ouvertures. »

C'est la dernière remarque intéressante qu'on ait à relever jusqu'à la publication de Molière et de M. Terrier à la Société de chirurgie. Pendant tout ce laps de temps, on reproduit les idées d'Astley Cooper d'ailleurs sans attacher une grande importance à cette variété de hernies. Dans son excellent traité des hernies, M. Gosselin ne fait que citer une observation importante, et passe rapidement, n'insistant que sur les hernies, suite de plaie. C'est là l'opinion de Nélaton, de Malgaigne, de Vidal de Cassis, de Velpeau. Pour tous ces auteurs, les hernies dont nous nous occupons sont surtout des curiosités pathologiques. Cependant ce ne sont pas des curiosités si rares, puisque dans une seule année nous en avons pu observer deux cas dans le même service, et dont un nécessitant l'intervention chirurgicale, par conséquent très utile à connaitre.

Nous arrivons maintenant à ce que je pourrais nommer la période moderne de l'histoire de ces tumeurs.

Elle serait la troisième période, celle du traitement chirurgical; dans les deux premières, l'une s'étendant jusqu'à Lachausse, l'autre de Lachausse jusqu'en 1877, on s'était occupé surtout d'abord de la formation de ces hernies à la suite de plaies de l'abdomen, ensuite de leur apparition spontanée, et de leur symptomatologie qui les rapprochait beaucoup des hernies ombilicales.

Ce fut en 1877 que la question fut de nouveau remise à l'étude par la présentation à la Société de chirurgie d'un important travail; dans ce travail, l'auteur, M. Daniel Molière avait réuni huit cas de hernie de la ligne semilunaire; il les étudie séparément sous la dénomination de hernies de la ligne sémi-lunaire, et il cherche à poser des règles fixes sur le sens à donner à l'incision pour le débridement en cas d'étranglement de ces hernies. Une discussion s'ouvrit à la Société de chirurgie, discussion qui fut reprise, lorsqu'en 1878 M. F. Terrier présenta une nouvelle observation de hernie des parois latérales qu'il avait été, à la suite de l'étranglement, obligé d'opérer.

Cette opération avait consisté en une gastrotomie qui avait permis à M. Terrier d'aller par la cavité abdominale tirer l'intestin en arrière et le réduire. Le succès qu'avait obtenu dans ce cas M. Terrier attira l'attention sur ce procédé opératoire; et dans une thèse toute récente M. Reignier le préconisa. Or, ce procédé, qui est très bon comme nous le verrons au chapitre du Traitement, dans certains cas, quand les hernies sont petites, est-il également à

suivre quand les hernies sont grosses et qu'elles sont formées par plusieurs anses intestinales.

C'est ce qu'avec notre maître, M. Duplay, nous ne
croyons pas, et ce sera justement cette discussion, que
M. Reignier a négligée, qui fera le point important et nouveau de notre thèse.

En finissant cet historique, signalons une statistique
intéressante que Makrocki a fait paraître dans ces derniers temps (1).

Mackrocki a rassemblé 86 cas de hernies de la paroi abdominale : outre cela, il ya d'autres exemples dans la litté-
rature médicale de hernies du même genre, mais celles-là
sans données précises. Sur 122 cas de hernies semblables,
91 siégeaient sur la paroi abdominale antérieure, 31 sur la
paroi postérieure. Des 91 premières, 53 étaient situées aux
environs de l'ombilic, — au-dessus ou au-dessous, —
les 40 autres se trouvaient sur tous les points de la paroi
abdominale. Outre les causes ordinaires des hernies ventrales, telles que traumatisme, obésité extrême, Mackrocki
signale la cause suivante : Si l'on prépare la paroi abdominale, on trouve une quantité de petits trous qui laissent
passer des vaisseaux ; si ces trous s'agrandissent, ils peuvent devenir des points de passage pour l'intestin, surtout
si un des petits lipomes du péritoine pénètre dans un de
ces trous agrandis et entraine à sa suite une partie plus ou
moins étendue du péritoine pariétal.

On voit, d'après ce rapide historique, qu'en somme les
hernies latérales de l'abdomen ne sont pas aussi rares
qu'on pourrait le croire. Les matériaux ne nous ont pas

(1) Macrocki. Beitrag zur Palhologie der Bauchdechabruche, 1879.
Sonnenburg, Strasbourg.

manqué. Le temps nécessaire pour en retirer tout ce qu'ils contenaient d'instructif nous a plutôt fait défaut ; c'est grâce à cette considération qu'on nous pardonnera, nous l'espérons, les lacunes de notre travail.

ÉTIOLOGIE

Les hernies latérales ont des origines différentes ; on peut les réunir en deux classes, suivant qu'elles sont *spontanées*, ou qu'elles sont *traumatiques*.

A. *Hernies spontanées.* — Ces hernies sont amenées par deux sortes de causes, les unes prédisposantes, les autres adjuvantes. _

1° *Causes prédisposantes.* — Cet ordre de causes relève de dispositions anatomiques normales, qui s'exagèrent.

Ces dispositions sont les suivantes : la ligne semi-lunaire de Spigel, constituée par le bord échancré en forme de demi-lune, de la portion charnue du muscle transverse de l'abdomen, ligne bien étudiée par Astley Cooper, présente sur son trajet un certain nombre de pertuis vasculaires. Ces orifices joueraient un grand rôle ; et si nous lisons l'observation III de Mackrocki (in Centralblatt), nous voyons cet auteur s'exprimer ainsi : « Si l'on prépare la paroi abdominale, on trouve une quantité de petits trous qui laissent passer des vaisseaux. Si ces trous s'agrandissent, ils peuvent devenir des points de passage pour l'intestin, surtout si un des petits lipomes du péritoine pénètre dans un de ces trous agrandi et entraîne à sa suite la partie pariétale du péritoine. »

C'était là l'opinion d'Astley Cooper. Il est en effet parfaitement acceptable, qu'ici, comme pour les hernies crurales dites graisseuses la migration de la graisse sous-péritonéale à travers les interstices fibreux des parois de l'abdomen puisse écarter les faisceaux aponévrotiques ; qu'à un moment la graisse disparaisse et le péritoine pourra faire hernie dans cet espace vide ; dans ce sac ainsi formé viendra à un moment donné de l'épiploon ou de l'intestin.

En faveur de cette hypothèse on peut dire que la majorité des observations de hernies latérales se sont produites chez des gens, ayant un embonpoint excessif.

Quant à la disposition anatomique signalée par Mackrocki et A. Cooper, quant à ces ouvertures au niveau de la ligne de Spigel nous les avons cherchées sur plusieurs sujets à l'école pratique sans pouvoir les voir aussi nettemenf, que l'avance le chirurgien anglais. Par contre nous avons remarqué sur deux préparations qu'au voisinage du bord externe du muscle droit les fibres aponévrotiques étaient sur plusieurs points écartées ; cet écartement semblait être produit par la saillie des branches de l'artère épigastrique, qui cheminent transversalement de dedans en dehors, entre le feuillet aponévrotique du transverse et celui du petit oblique, en repoussant le premier feuillet en arrière ; ces branches sont entourées d'un tissu cellulaire très lâche ; il pourrait donc se faire que la hernie se produisant au niveau de ces orifices situées près du bord externe du muscle droit, suive de dedans en dehors le trajet de ces artères, pour venir faire saillie sous l'aponévrose du grand oblique qn'elles traverseront ensuite. Ce n'est là qu'une hypothèse, qui cependant semblerait être confirmée par cette remarque, faite dans plusieurs observations : au début la hernie a paru au bord externe du muscle droit, puis plus tard a semblé s'en éloigner. Mais, ainsi que nous le ferons voir à l'anatomie pathologique, il est impossible de rien affirmer à ce sujet.

Signalons encore une cause, qui peut être admise, c'est l'absence, en général, du fascia transversalis fibreux vers la partie moyenne de l'abdomen, ce fascia ne remontant guère à plus de 4 à 5 centimètres au-dessus de l'arcade crurale, ainsi que nous l'avons vérifié nous-même. On comprendrait par suite que la hernie latérale spontanée eût plus de tendance à se produire à une certaine distance de l'arcade crurale, là où la paroi serait moins résistante. C'est là, en effet, qu'on trouve le plus fréquemment ces hernies spontanées.

2° *Causes adjuvantes.*—Enumérer ces causes, c'est signaler tout ce qui peut modifier la résistance, l'épaisseur, l'intégrité des tissus, qui constituent la paroi latérale de l'abdomen.

Les grossesses répétées, les tumeurs abdominales, les kystes de l'ovaire, l'ascite, en relâchant les parois, pourront ainsi être l'origine de ces tumeurs.

De même, les lésions vitales et organiques des parois abdominales doivent entrer en ligne de compte dans l'étiologie des hernies latérales. Nous connaissons ce cas emprunté à Schleiter (Archiv. de méd. 1857, 2ᵉ série, t. XIV, p. 370), dans lequel un furoncle, développé dans la paroi abdominale chez une femme de 72 ans, s'ouvrit spontanément. Quelque temps après un accès de toux provoqua une rupture de la paroi de l'abdomen au niveau du point atteint et donna lieu à la production d'une hernie du tiers de l'intestin. Le même phénomène pourrait se produire à la suite du développement d'un anthrax ou d'un abcès de la paroi de l'abdomen.

B. *Hérnies traumatiques.* — Ces hernies peuvent succéder à une contusion qui aura occasionné une rupture musculaire ou aponévrotique, tout en respectant les plans superficiels ; le fait devenu classique que Larrey cite dans ses Cliniques montre bien la possibilité d'une pareille lésion : dans ce cas un soldat fut atteint à la région abdominale par un boulet de canon à la fin de sa course. Les vêtements et la peau du bas-ventre avaient cédé à cause de leur élasticité à l'impulsion de ce boulet ; mais les aponévroses des muscles abdominaux, moins élastiques, s'étaient rompus, et la hernie avait eu lieu au même instant. Le malade guéri avait conservé sa hernie. Ici, c'était une hernie se produisant au moment même de l'accident ; d'autres fois, ce ne sera qu'au bout d'un ou deux mois après l'accident primitif qu'on remarquera la production de cette tumeur.

De même dans les cas de plaie des parois par instrument piquant ou tranchant on verra les hernies latérales se manifester soit immédiatement, soit quelque temps après la production du traumatisme.

La première variété ne saurait nous arrêter longtemps : la hernie produite, le chirurgien réduit les viscères herniés ; la plaie abdominale est l'objet de soins chirurgicaux appropriés. L'intestin est réduit ; mais la cicatrice qui se formera sera généralement insuffisante pour empêcher la hernie de se reproduire. Dans le second cas, il y a eu plaie abdominale, mais non suivie de l'issue de l'intestin.

A propos de ces plaies non pénétrantes on nous permettra de faire ici une légère digression. Quelquefois la plaie

n'a pas été jusqu'au péritoine, simplement parce que l'instrument n'a pas été jusque-là, mais nous croyons que
quelquefois il a pu se produire, au moment du traumatisme,
le phénomène suivant, qui n'a pas été signalé dans les
auteurs; au moment où le coup est porté, instinctivement
les muscles abdominaux se contractent; cette contraction
musculaire réduit dans de notables proportions ce que nous
nommerions l'enceinte musculo-aponévrotique, tandis que
l'enceinte séreuse entièrement passive s'est plissée sur
elle-même; comme elle est unie lâchement à l'aponévrose
du transverse, elle pourra fuir devant le corps vulnérant,
être repoussée par lui, et ne pas être perforée. Quoi qu'il en
soit une fois la plaie produite, par le fait de leur direction
transversale les fibres musculaires ou aponévrotiques
sectionnées auront peu de tendance à se rapprocher ;
elles s'éloigneront au contraire; la cicatrice qui se formera
sera par suite rarement formée par elles.

Elle sera souvent insuffisante à maintenir les viscères
dans leur situation normale et n'opposera qu'une résistance passive aux efforts de la masse intestinale. La paroi
cédera secondairement sur ce point et la hernie se pro-
duira.

Le traumatisme chirurgical peut occasionner sans nul
doute des hernies latérales. Signalons ce fait emprunté
à la pratique nosocomiale de M. Gosselin : chez un sujet
opéré d'un fibrome iliaque. Nous avons lu avec grand inté-
rêt une observation de Macrocki, rapportant un cas de
fracture de l'os iliaque, accompagné de nécrose ayant déterminé plusieurs solutions de continuité à travers les ouvertures desquelles une hernie s'était formée.

Causes determinantes. A côté de toutes ces causes il faut enfin signaler comme pour toutes les hernies en général l'influence des efforts nécessaires à l'accomplissement de certains actes de force, certaines fonctions physiologiques, Elles entreront en jeu aussi bien pour la production des hernies traumatiques que pour celle des hernies spontanées.

ANATOMIE PATHOLOGIQUE

Dans l'étude anatomique des laparocèles existent néces-
sairement beaucoup de points, qu'on retrouve dans celle
des hernies d'autres régions. Y insister serait banal et ne
ferait qu'augmenter le volume de la thèse sans aucun in-
térêt. Il nous semble préférable de glisser rapidement
dessus, et de ne développer que ce qui est véritablement
propre à ces lésions.

Ceci dit, nous avons tout de suite à nous poser une
question. Par quel point de la région latérale de l'abdomen les viscères s'échappent-ils? Est-ce au niveau de la
portion charnue, ou de la portion aponévrotique des muscles qui constituent cette région?

Pour les hernies qui succèdent à des plaies, à des traumatismes chirurgicaux ou des abcès, on peut répondre
qu'il n'y a pas, à proprement parler, de siège bien précis,
tous les points de la région pouvant être lésés accidentel-
lement. Cependant la partie qui est la plus exposée aux
coups étant la région aponévrotique, c'est-à-dire celle qui
est en avant et la moins protégée, ce sera là que nous
trouverons, plus tard, le plus fréquemment les hernies;
sur tous les cas que nous avons compulsés, nous trouvons
ce siège signalé deux fois sur trois.

Pour les laparocèles spontanées, ce sera, pour ainsi dire,
exclusivement dans la région aponévotique qu'on les ren-
contrera. Nous ne connaissons qu'un fait où, à la suite

d'effort dans le travail d'accouchement, la sortie des intestins s'était faite à travers la portion charnue du muscle.

Mais par quel mécanisme se font ces hernies? Existe-t-il une disposition anatomique, qui puisse faciliter leur production? Ce point d'anatomie pathologique a préoccupé quelques esprits. Plusieurs suppositions ont été faites; mais, disons-le tout de suite ici, pas plus que pour les autres hernies, on ne peut rien affirmer, vu que lorsque la lésion existe depuis un certain temps, les parties sont tellement déformées, qu'on ne peut rien y reconnaître. Aussi nous contenterons-nous de dire rapidement les hypothèses des auteurs, qui ont essayé de donner une explication.

Pour Astley Cooper, avons-nous dit plus haut à l'historique, au niveau de l'union des fibres aponévrotiques avec les fibres charnues du transverse, c'est-à-dire sur la ligne semi-lunaire, on rencontrerait des orifices vasculaires pouvant se dilater anormalement et laisser passer les viscères ; ce serait donc à ce niveau surtout que se feraient primitivement les hernies spontanées. Telle est également ment l'opinion de Daniel Mollière et de M. Reignier. Lawrence contesta ces orifices vasculaires, qui, de fait, ne sont pas aussi apparents ni aussi nombreux que veut bien le dire Astley Cooper. Nous avons cherché sur plusieurs sujets à l'École pratique, et nous n'avons ni trouvé ni vu ces orifices.

Une disposition anatomique plus fréquente, qui a été avancée sans recherches par M. Reignier, mais que nous avons par nous-même constatée sur deux sujets très gras, c'est la présence de petits pelotons graisseux sus-péritonéaux, qui pénétreraient dans l'interstice des fibres aponévrotiques du muscle transverse et les écarteraient. Quand on les enlève, il reste des orifices qui, vu le peu d'épaisseur de l'aponévrose du transverse, peuvent, sous la moindre pression, se dilater : ces orifices n'existent pas juste sur la ligne semi-lunaire, mais surtout en dedans d'elle et principalement au voisinage du muscle droit ; aussi nous nous demanderions si cette dénomination de hernies de la ligne semi-lunaire, de M. Mollière, est bien exacte, d'autant plus que, je crois, il serait très embarrassé de la démontrer lorsque la hernie existe depuis quelque temps. On ne peut guère affirmer, comme je l'ai déjà dit, où a été l'orifice primitif, à deux ou trois centimètres près. D'ailleurs, le fait a peu d'importance, suivant nous ; la seule chose qui soit à retenir est que les viscères, passant à travers les fibres aponévrotiques, pourront plus tard être étranglées par ces fibres, devenues des agents d'étranglements résistants et inextensibles, formées qu'elles sont par du tissu fibreux.

Notons, enfin, que presque toutes ces hernies spontanées se font un peu au-dessous d'une ligne horizontale passant par l'ombilic ; ce fait doit tenir à ce que la pression des viscères s'exerce surtout sur les parties inférieures des parois abdominales.

Tel est le siège de ces tumeurs, par rapport à la région où elles se produisent ; voyons maintenant leur siège par rapport aux différentes couches musculaires de cette région ; ces détails anatomiques ont, en effet, beaucoup plus d'importance pour l'opérateur, qui doit les avoir présents à l'esprit.

Tantôt la tumeur herniaire, revêtue de ses enveloppes, a pu traverser toute la paroi et se trouve dans le tissu cellulaire sous-cutané ; on n'a qu'à inciser la peau pour tomber dessus ; tantôt, et d'après les observations, il semblerait que c'est le cas le plus fréquent, la hernie ayant franchi le premier plan aponévrotique, reste recouverte par l'aponévrose du grand oblique seule, ou celle du petit oblique. Pour arriver sur elle, il faut après la section de la peau diviser encore un plan aponévrotique; c'est une hernie interstitielle, que M. Reignier nomme intra-pariétale. Cette variété de hernies rappelle beaucoup la hernie propéritonéale, qui se fait au voisinage des anneaux, et dans laquelle une portion de la tumeur est dans le tissu cellulaire sous-péritonéal (Krönlein); elle rappelle encore plus la hernie interstitielle de Goyrand (d'Aix), de Tillaux, qui se produit en dédoublant la paroi supérieure du canal inguinal. Nous citons ici deux observations, qui montrent bien cette disposition anatomique :

Observation I.

Il s'agit d'un homme de 69 ans, qui avait sur la partie latérale gauche de l'abdomen, entre l'ombilic et l'épine iliaque, une tumeur herniaire qui présentait tous les signes de l'étranglement. La kélotomie fut pratiquée. L'opérateur dut inciser après la peau et le tissu cellulaire, *l'aponévrose du muscle oblique* externe qui était étalée à la surface de la tumeur. Au-dessous d'elle était le sac renfermant une anse d'intestin fortement étranglée, et de l'épiploon adhérent. Débridement, réduction. L'épiploon fut laissé dans la plaie; le malade mourut douze heures après. (Theale, A practical treatise on abdominal hernia, 1846, p. 355.)

Observation II.

X... vint il y a quelques années avec sa fille de 15 ans, laquelle éprouvait dans la partie latérale droite de l'abdomen, à deux ou trois travers de doigt au-dessous des fausses côtes, de vives douleurs qui s'irradiaient dans l'intérieur du ventre, toutes les fois

qu'elle se courbait. Déjà visitée par plusieurs chirurgiens et méde
cins, ceux-ci n'avaient pu rien découvrir, pas plus qu'il ne fut possible à Fournier père.

Cependant, comme cette jeune personne éprouvait depuis longtemps des élancements très aigus dans les mouvements qui l'obli-
geaient à se pencher un peu en avant, il présuma que quelque languette d'épiploon ou une petite partie des intestins s'échappait à
travers un éraillement des feuillets du transverse et du petit oblique en dehors de la gaine des muscles droits, mais l'épaisseur
des téguments et du muscle oblique externe empêchait de la reconnaître.

Il pensa donc que les douleurs qui tourmentaient subitement la
jeune fille étaient le résultat du pincement momentané des parties
herniées par le changement de rapport des deux ouvertures anor-
males, dont l'une traversait le transverse et l'autre le petit oblique,
attendu que la douleur cessait aussitôt que la jeune personne
reprenait la position verticale. C'est pourquoi Fournier père jugea
nécessaire d'appliquer un bandage dont la pelote comprima passa-
blement le point douloureux : il eut la satisfaction de voir qu'aussitôt la jeune fille put se courber et prendre toutes les attitudes
d'une personne exempte d'infirmité, sans ressentir la moindre
douleur, ni même éprouver la moindre incommodité. Bien plus,
cette jeune personne put abandonner son bandage après trois ou
quatre mois, et n'a pas, depuis près de trois ans, vu reparaître le
plus léger symptôme de sa hernie. (Thèse de Fournier.)

Une autre disposition, non moins fréquente, et que
l'opérateur doit bien connaître, est la suivante : la tumeur
herniaire est constituée par deux portions : une sous-cutanée et une autre interaponévrotique, généralement plus
volumineuse. La masse herniée a l'aspect d'une gourde,
d'une brioche dont la grosse extrémité serait entre les
plans aponévrotiques. M. Mollière a publié un bel exemple
de cette hernie en brioche, et nous la mettons immédiatement sous les yeux des lecteurs à la fin de ce chapitre.

Ces deux dernières variétés, dans lesquelles la tumeur,

en totalité ou en partie, est interstitielle, sont de beaucoup les plus fréquentes. Il faut le savoir : la connaissance de cette disposition qui, par sa fréquence, semble pouvoir constituer un des caractères des laparocèles, fera comprendre les mécomptes que donne habituellement le taxis dans cette affection. Par cette manœuvre on ne fait, en effet, que refouler, entre les lames aponévrotiques, les viscères, et on augmente le décollement de ces lames, qui ne sont séparées que par un tissu cellulaire très lâche.

Ce premier point examiné, étudions maintenant les enveloppes et le contenu des laparocèles.

Sac. — Existe-t-il toujours? Ou, mieux, connaît-on des hernies sans sac ou avec sac, comme l'avait avancé J.-L. Petit, et à sa suite presque tous les auteurs, jusqu'à Boyer ?

A cette question, Jamain répond en affirmant l'existence de ce sac dans tous les cas. « Toutes ces hernies sont pourvues, dit-il, de sac, même celles qui succèdent à des lésions traumatiques. » Reignier admet la même manière de voir et, s'élevant contre la division des hernies sans sac et avec sac, il dit « qu'il est admis aujourd'hui que toutes les hernies ventrales sont pourvues de sac. » Mais à peine a-t-il avancé ce fait, qu'il cite une exception; il aurait pu en citer deux autres, que nous retrouvons dans sa thèse même; devant ces faits, son assertion tombe sans qu'il soit besoin de discussion.

Il y a des hernies sans sac et avec sac, comme l'avait dit J.-L. Petit.

Les hernies sans sac se rencontrent dans deux circonstances :

1° Lorsque, à la suite d'un traumatisme, les viscères se

sont échappés de la cavité abdominale et sont venus faire irruption au dehors, à travers une déchirure du péritoine. Si la hernie n'est pas réduite, à la longue le tissu cellulaire, par le fait des frottements, se condensera, deviendra lisse et présentera l'aspect d'un sac péritonéal.

Mais à la face interne d'un sac pareil on ne verra rien qui rappelle la séreuse, qu'on retrouve, au contraire, au niveau de l'orifice qui a laissé échapper les viscères. M. Le Fort en cite un bel exemple, que nous reproduisons plus loin. (Observ. VIII.)

2° Sur les hernies volumineuses, le sac a pu exister, mais il s'est tellement aminci, atrophié, pour ainsi dire, il finit, par se confondre tellement avec la partie qui le recouvre, qu'il ne semble être que la surface de cette enveloppe plus extérieure. A. Cooper, qui décrit cette altération du sac, la regarde comme une véritable destruction due à un travail de résorption. Le fait n'en existe pas moins et pourrait embarrasser ceux qui veulent, dans tous les cas, faire l'opération sans ouverture du sac.

Le sac existe. — Quand le sac existe, ce qui est le cas évidemment de beaucoup le plus fréquent, il nous offre à étudier son aspect, son volume, son contenu.

L'aspect de ce sac est différent suivant la variété des hernies latérales auxquelles on a affaire.

Quand la hernie est interstitielle. — Tantôt le sac a la forme d'un doigt de gant contenant à peine une anse et ne dépassant guère l'aponévrose du transverse (1re variété, hernies petites). Tantôt il a la forme globulaire ou celle d'un champignon dont la queue représenterait le collet serré entre les fibres aponévrotiques et dont la tête serait le corps du sac comprimé et aplati entre ces différents plans fibreux (2e variété). Quelquefois un faisceau détaché de l'aponévrose du grand oblique passe au-dessus de lui, le déprime et lui donne l'aspect bilobé. Tantôt il a la forme d'une brioche, forme dont nous avons déjà parlé ; nous avons alors montré que dans ce cas une partie du sac était sous-cutanée, une autre interstitielle (3e variété). Telles sont les principales formes du sac herniaire ; mais bien des modifications se présentent ; ici, comme pour toutes les hernies, on peut dire que chaque cas est différent et qu'il n'y a pas une description générale à donner. Ainsi, le sac peut être bosselé, avec des culs-de-sac, des prolongements.

Sa face externe est tantôt lâchement unie aux parties voisines, tantôt très adhérente et impossible à séparer, de *sorte qu'il est impossible, dans l'opération, de ne pas ouvrir le sac,* qui, généralement, dans ces cas, est très mince. Souvent, sur la face externe du sac on remarque, chez les personnes très grasses, de petits appendices graisseux.

Le volume du sac variera beaucoup. Cependant il est bon ici de diviser les hernies en grosses, moyennes et petites, division qui nous sera très utile quand nous ferons la symptomatologie et les indications opératoires.

Les petites sont celles en doigt de gant, l'index remplit complètement la cavité, qui à peine admet une seconde extrémité digitale.

Les moyennes ont le volume du poing.

Les grosses, celui des deux poings et plus.

En général, quand la hernie est volumineuse, la partie la plus large du sac tend à prendre une position déclive (A. Cooper), fait qui nous fera comprendre que, sur le vivant, l'aspect de la tumeur varie dans le décubitus et dans la position verticale.

La face interne du sac est rarement lisse, sauf dans les hernies de petit volume. Il est généralement cloisonné par des brides aponévrotiques ; ce cloisonnement peut être tel que la face interne du sac prenne un aspect cellulaire ; ces cloisonnements doivent être notés avec soin, et nous insistons sur ce sujet tout particulièrement, car ils peuvent devenir des agents d'étranglement pour les parties contenues dans le sac.

Collet du sac. — Le collet du sac est plus ou moins large ; quelquefois il est étroit et se trouve bridé par les faisceaux aponévrotiques du transverse, entre lesquels il passe.

D'autres fois il pourrait admettre le volume du poing et plus. Mais il existe toujours ; son existence est ce qui, anatomiquement, doit distinguer, suivant nous, la hernie de l'éventration, où toute la paroi abdominale, ou une partie de cette paroi cédant, il n'y a plus, à proprement parler, de collet.

Le collet est unique, double ou multiple. Il est double dans ce que nous avons désigné sous le nom de hernie en brioche, où une portion de la tumeur est interstitielle et l'autre sous-cutanée ; le premier collet se trouve alors au niveau du plan aponévrotique superficiel formé par le grand oblique ; le second, au niveau du plan formé tantôt par le feuillet du transverse, tantôt du transverse et du petit oblique.

Il est enfin multiple, comme le fait remarquer M. Reignier, dans les hernies qui, après avoir été interstitielles, sont devenues sous-cutanées, en suivant une route sinueuse et en passant par plusieurs anneaux accidentels.

Avec ces anneaux, le collet contracte des adhérences ou reste libre. Le second cas se présentera dans les hernies

d'un petit volume, qui rentrent facilement et qu'on maintient réduites. Il faudra s'attendre, au contraire, quand la
tumeur est d'un certain volume, que, par ce fait, comme
nous le verrons tout à l'heure, elle est difficile à réduire,
à rencontrer des adhérences du collet aux parties voisines.

Parties contenues dans le sac. — Les viscères qui entrent
dans la constitution des hernies latérales varient suivant
les cas. Le plus souvent on rencontre l'épiploon ou l'intestin grêle, tantôt seuls (entérocèle, épiplocèle), tantôt
ensemble (entéro-épiplocèle). Ce sera surtout lorsque la
tumeur sera petite qu'on aura une simple entérocèle ou
une épiplocèle. Mais pour peu que la tumeur soit un peu
volumineuse, il faudra presque toujours s'attendre à trouver une masse assez forte d'épiploon. La présence presque
constante de ce repli péritonéal peut même être regardée
comme une des particularités de ces tumeurs. L'épiploon
étant à l'état normal au-devant des intestins, ceux-ci ne
peuvent se déplacer en avant pour former la hernie latérale sans s'en coiffer, la refouler devant eux et s'en constituer une sorte d'enveloppe qui double le sac.

Outre ces viscères, on a encore trouvé dans les laparocèles le cæcum, le côlon ; Lapeyronie a vu ce dernier organe
descendre de la longueur d'un pied pour former une hernie
latérale ; quant à l'estomac, il sera plutôt compris dans
les hernies de la ligne blanche ; nous n'avons pas trouvé
d'observations où ce déplacement eût été noté dans la variété de tumeurs que nous étudions. A. Reignier parle bien
encore du foie, mais il nous semble que l'issue de ce viscère
hors la cavité abdominale aura lieu surtout dans les cas
d'éventration. Nous n'en avons pas trouvé d'exemples pour
des hernies vraies.

Ce qui nous intéresse plus que la recherche de ces rare-
tés pathologiques, c'est la disposition que peuvent prendre
entre elles les parties herniées. Pour peu que la tumeur
soit un peu grosse ou irréductible, on voit, en effet, souvent la masse épiploïque, qui recouvre les intestins, pénétrer entre eux, former des brides qui pourront devenir
des agents d'étranglement.

Ces replis sont souvent reliés entre eux par des adhérences, sur lesquelles nous avons déjà insisté. Quelquefois
même l'épiploon est intimement uni aux parois du sac.
Les vestiges de légère péritonite herniaire sont si fréquents
dans les latérocèles, qu'on pourrait se demander si ce fait
ne tient pas à la position de ces tumeurs, qui sont moins
protégées, plus exposées aux chocs et aux frottements des
vêtements que les hernies crurale ou inguinale, par exemple ; il doit tenir également à la compression, à laquelle se
trouvent plus ou moins soumises ces hernies entre les différents plans aponévrotiques, à la difficulté de la réduction, aux pressions qu'on est obligé d'exercer sur ces
tumeurs. Toutes ces causes peuvent également être invo-
quées pour nous expliquer ces cas, où les intestins avaient
subi des involutions bizarres, s'enroulant sur eux-mêmes
ou se tordant, comme dans l'observation que nous publions à la fin de ce chapitre.

Agents de l'étranglement. — La connaissance de tous ces
faits anatomiques nous rend facile la réponse que nous
devons poser à une question, dont on connaîtra plus
tard l'utilité, quand nous ferons le traitement.

Dans les laparocèles, par quel mécanisme se font les
étranglements ?

Dans les *petites hernies*, qui sont le plus souvent des

hernies spontanées, l'étranglement est presque toujous dû à la constriction de l'anneau fibreux, que les viscères ont traversé. On peut alors admettre ou que l'anneau s'est resserré, les fibres aponévrotiques ayant été rapprochés par la contraction des fibres musculaires qui leur font suite, ou que le volume des parties herniées a subitement augmenté ; ou que le tissu cicatriciel (hernie traumatique), qui constituait l'anneau s'est resserré, et est devenu inextensible.

Quant au siége de l'étranglement, nous ne revenons pas sur ce point, ayant déjà dit combien il était difficile de s'en rendre un compte très exact ; toutefois il a semblé dans la majorité des cas, et surtout pour les petites hernies, qu'il était au niveau des aponévroses profondes, soit celle du transverse, soit celle du petit oblique.

Pour *lés hernies d'un certain volume*, à ces causes périphériques d'étranglement qu'on y retrouve, on doit ajouter d'autres qu'on note également souvent. Nous n'avons même insisté avec tant de soin sur la disposition des parties herniées dans l'intérieur du sac que pour arriver à cette conclusion, dont l'importance sera montrée plus loin ; *dans les hernies latérales, l'agent d'étranglement siège quelquefois dans l'intérieur du sac.* Ce sera une bride péritonéale, un repli de l'épiploon, ou la torsion même de l'anse intestinale sur elle-même, comme dans l'observation principale de notre thèse, qui occasionneront les accidents.

Nous pouvons comprendre combien dans ce cas l'opération sans ouverture du sac pourrait être daugereuse.

Ferrand.   3

OBSERVATION III (inédite).

(Due à l'obligeance de M. Duplay.)

Recueillie par M. Havage, interne du service.

Ad... 38 ans, couturière, entrée le 10 novembre 1880 dans le service de M. Duplay. Bonne santé habituelle. Réglée régulièrement à 15 ans. Jamais de fausse couche, deux grossesses à terme en 67 et en 69.

A reçu un coup de couteau dans l'abdomen à l'âge de 18 ans. La cicatrice qui mesure 2 cent 1/2 siège à 3 centimètres au dessous et à 10 centimètres à gauche de l'ombilic.

Depuis 1867 elle s'est aperçue d'une grosseur au niveau de la cicatrice. Elle était habituée à la faire rentrer elle-même à l'aide de pressions modérées.

Depuis 1870, usage d'une ceinture abdominale avec pelote spéciale qui contient bien la hernie et supprime toute douleur pendant 18 mois. Trois ans plus tard, la ceinture fut modifiée, mais le nouvel appareil ne contenait plus bien la hernie qui sortait presque tous les jours et que la malade réduisait régulièrement. Un an après, nouvelle ceinture et même résultat. Depuis trois ans la malade a abandonné tout appareil orthopédique; elle réduisait la tumeur elle-même et la maintenait avec une simple ceinture.

Une dizaine de fois déjà la tumeur est devenue momentanément douloureuse et irréductible; mais la malade a toujours fini par la réduire.

Avant-hier 9 novembre la malade se purge avec de l'aloès pour essayer de diminuer la gêne que lui cause une bronchite chronique.

Le 10 novembre à 4 heures du matin, la hernie se reproduit et malgré tous ses efforts, ceux de son mari et ceux d'un médecin de la ville, la malade est incapable de la faire rentrer. Elle se fait transporter à l'hôpital.

Tentatives de taxis infructueuses par M. Netter pendant le sommeil chloroformique. Glace sur le ventre. Le soir 39,4. Douleur vive au niveau de la hernie. Rougeur de la peau. Quelques vomissements, mais causés par le chloroforme.

Le 11. La malade est vue pour la première fois par M. Duplay, on constate les phénomènes suivants :

Toute la moitié gauche de la peau de l'abdomen est soulevée par une masse considérable, aplatie, très tendue, qui ne mesure pas moins de 20 à 25 centimètres dans tous les sens.

La peau est un peu rouge, l'exploration douloureuse. L'intestin semble situé immédiatement sous la peau, mais il est impossible de pédiculiser la tumeur et de savoir s'il y a de la douleur au niveau du pédicule.

La tumeur n'est mobile qu'avec la paroi. La sonorité est inégale. La partie la plus saillante qui est rémitente offre une sonorité très superficielle. Le reste de la tumeur est moins sonore, de consistance très inégale ; il est évident qu'il y a avec l'intestin une grosse masse d'épiploon.

Aucune évacuation de gaz ni de matières depuis vingt-quatre heures. Nouvelle tentative de taxis sous le chloroforme par M. Duplay, sans succès, même en mettant la tête dans une position déclive.

Injection de morphine. Glace sur le ventre, opium à l'intérieur. M. T. 38,5, Pas de facies grippé. S. T. 39,2, quelques vomissements.

Le 12. *M.* T. 39,3. Aucune évacuation par l'anus. Les vomissements n'ont pas reparu la nuit dernière.

Opération. Chloroforme. On pratique une incision de 20 centimètres environ à trois travers de doigt au-dessous de la cicatrice, suivant le grand diamètre de la tumeur. On arrive sur le sac qu'on isole du tissu sous-cutané dans toute son étendue. On trouve alors un pédicule un peu plus large que le pouce traversant l'aponévrose du grand oblique. Ce pédicule paraît très serré, on débride de dehors en dedans sur sa demi-circonférence supérieure sans ouvrir le sac ; malgré des tentatives réitérées, il est impossible d'en réduire le contenu, pendant ces tentatives on a la notion qu'aucun effort ne se fait sur l'anneau. L'obstacle doit donc toujours siéger dans la cavité du sac. Après plusieurs essais infructueux on ouvre le sac. On trouve une grosse masse épiploïque en éventail et une anse de gros intestin longue de 30 centimètres, fortement congestionnée, tres distendue et tordue sur elle-même. De plus elle adhère à la paroi interne du sac par des fausses membranes assez résistantes.

Après l'ouverture du sac la réduction se fait assez facilement. Résection de la plus grande partie de l'épiploon après ligature préalable.

Suture incomplète laissant la masse épiploïque libre. Deux drains sont placés contournant le pédicule de l'épiploon. Pansement de Lister.

S. T. 39,1. La nuit la malade rend des gaz, pas de matières. Dyspnée, petite toux croissante mettant la malade dans un état continuel d'agitation.

Le 13. M. T. 38,6. S. T. 40,1.

Pas de vomissements, ni de douleurs abdominales.

La toux est de plus en plus fréquente. Ventouses, opium, injection de morphine.

Le 14. M. T. 38,4. S. T. 39,5.

L'état reste sensiblement le même. Ventouses le matin et le soir. Pendant la journée dix garde-robes.

Le 15. M. T. 39,7.

On enlève le pansement, rougeur érysipélateuse de la peau dans une assez grande étendue. Cataplasmes de fécule phéniquée. La dyspnée et la toux continuent. Nouvelle application de ventouses.

Le 16. La rougeur est un peu moins vive. Par la pression sur la lèvre inférieure de la plaie, on vide un petit abcès qui s'y était développé. Injection phéniquée par les drains.

Le 17. 5 garde-robes dans la journée. L'état thoracique reste sensiblement le même.

Pot. sp. morph........ 40 gr.
Kermès.............. 0 gr., 20. Inject de morph.

Le 18. Même état local. Nombreuses garde-robes. Diascordium. Bismuth.

Le 19. Nuit meilleure. La rougeur du pourtour de la plaie a disparu. On reprend le pansement de Lister.

Le 21. L'état thoracique s'améliore. L'état de la plaie est excellent.

Le 25. La malade se plaint d'un point de côté à droite et vers la base. On ne trouve à l'auscultation que des râles sibilants et muqueux.

Le 27. La bronchite est fort diminuée.

Le 29. Elévation brusque de la température. Il s'est formé un abcès de la paroi autour de la partie interne de l'incision avec laquelle il communique. Cet abcès a produit un décollement de 10 centimètres au moins. On introduit par la plaie une sonde cannelée et on fait une contre-ouverture par laquelle on passe un drain.

Le 30. La plaie présente le meilleur aspect. S. T. 39,4.

1er Décembre. On enlève les deux premiers drains.

Depuis quelques jours, la malade se plaint de diarrhée et de coliques, la nuit elle ne dort pas. Une potion au laudanum et au bismuth n'a produit que peu d'amélioration.

La température s'élève, cependant on ne peut constater aucune complication du côté de la plaie. Du côté de l'appareil respiratoire, il n'y a rien non plus qui puisse expliquer ces troubles.

C'est alors que M. Duplay a songé à des phénomènes d'intoxication par l'acide phénique, en ayant déjà observé dans plusieurs circonstances. En conséquence, pansement à alcool qui sera continué tout le reste du temps. L'acide phénique n'a pas été recherché dans les urines. Frissonnements à différentes reprises.

Le 6. La plaie devient sèche et couleur jambon. La malade quitte l'hôpital au commencement de décembre, sur sa demande, malgré les avis contraires de M. Duplay.

Le 21. On reçoit des nouvelles de la malade qui se soigne chez elle, elle se trouve bien et espère bientôt ponvoir se lever.

8 janvier. La malade s'est levée aujourd'hui pour la première fois, et a pu marcher dans son appartement.

La plaie bourgeonne et est fermée sur plusieurs points de son étendue ; quant au trajet du drain, il n'est pas encore cicatrisé, les orifices sont même décollés profondément et communiquent avec un petit foyer voisin où s'accumule le pus par la pression, ce foyer se vide facilement par un des orifices fistuleux du drain, et au niveau de la plaie par un petit pertuis. L'état général est bon : la malade qui vomissait et ne dormait pas à l'hôpital a recouvré son appétit et du sommeil, elle a encore de temps en temps de légers frissonnements dans la journée, mais ils ne sont pas périodiques et n'ont pas le caractère du vrai frisson. On peut aisément les expliquer par la présence de ce petit foyer où stagne le pus d'une façon intermittente. Elle ne prend plus de sulfate de quinine depuis trois semaines.

Le pansement à l'alcool est fait deux fois par jour, et les linges sont peu maculés.

OBSERVATION IV.

Hernie ventrale de la ligne semi-lunaire guérie par la kélotomie,
par M. D. Mollière.

(Bulletins de la Société de chirurgie de Paris, p. 278, 1877.)

La nommée Marie M..., âgée de 39 ans, tisseuse, fut admise dans mon service le 14 juillet 1876.

C'est une femme fortement constituée et dont la santé est habituellement excellente. Elle a eu deux accouchements à terme, le premier il y a 15 ans, et une fausse couche il y a 3 ans. Elle aurait eu à la suite de cet accident un phlegmon des parois abdominales, phlegmon qui dura fort longtemps, nous dit-elle, et se termina par suppuration et ouverture spontanée. On voit en effet plusieurs cicatrices au niveau de la région sous-ombilicale, cicatrice en forme d'ombilic, déprimées et adhérant fortement aux parties profondes.

La malade jouissait donc d'une santé parfaite, lorsque quatre jours avant son entrée à l'hôpital et sans cause appréciable, elle ressentit de vives douleurs dans une tumeur indolente et réductible qu'elle avait vue se développer depuis sa fausse couche vers la partie inférieure de son abdomen. Cette tumeur devint en même temps irréductible et tendue, puis survinrent des vomissements et quelques coliques.

Malgré ces accidents, notre patiente pendant deux jours put vaquer à ses occupations. Mais au bout de ce temps, elle fut prise de vomissements jaunâtres et fétides se succédant avec une telle fréquence que le malade fit appeler le D\u2009r Branche. Celui-ci diagnostiqua une hernie ventrale étranglée et l'engagea à entrer à l'hôpital. Elle y fut admise le 14 juillet à 4 heures du soir, le quatrième jour à partir des débuts des accidents d'étranglement. Les vomissements étaient incessants, fécaloïdes, il n'y avait pas eu de selles depuis le début. En examinant la malade, je trouvai à gauche du niveau du tiers interne d'une ligne allant de l'ombilic à l'épine iliaque antéro-supérieure une tumeur ovoïde, du volume d'un œuf de poule, mal limitée vers sa base, douloureuse et résistante. La peau qui la recouvrait était rouge, œdémateuse comme à la surface d'un phlegmon. L'abdomen n'était pas cependant extrêmement ballonné.

Portant alors le diagnostic de hernie ventrale étranglée, séance tenante, je procède à la kélotomie le 14 juillet à 8 heures du soir, l'inflammation des tissus superficiels me paraissant contre-indiquer toute tentative de taxis.

Opération. — Anesthésie par l'éthcr.

Une incision transversale, divisant la peau et le tissu cellulaire sous-cutané, me conduisit sur un premier sac herniaire à parois minces et transparentes. Je l'ouvris ; il ne contenait qu'une petite masse épiploïque et un pincement intestinal du volume d'une noisette. Avec le doigt, je cherchai le collet de ce sac : C'était un orifice étroit à bords minces et tranchants. Je déchirai ce rebord avec l'ongle, et conduisant mon index plus profondément, je pénétrai dans un deuxième sac beaucoup plus vaste, et dans lequel se trouvait une anse intestinale violacée, très étroitement étranglée, et une certaine quantité d'épiploon. Ce sac avait pour orifice un anneau fibreux anormal, très étroit et qui fut débridé en dedans et en haut, à l'aide d'un bistouri boutonné dirigé sur le doigt. Autant que j'ai pu eu juger, cet orifice était situé au niveau du bord externe du muscle droit.

L'intestin attiré en dehors, pâle en certains points, violacé dans d'autres, fut soigneusement bassiné avec de l'eau tiède pendant quelques minutes. Sous l'influence de cette manœuvre, la vascularisation s'était régulièrement rétablie dans les régions qui semblaient exsangues de prime abord. Je fis la réduction de l'intestin. L'épiploon hernié, long d'environ 10 centimètres, fut abandonné dans la plaie. Un tampon d'ouate fut appliqué entre les lèvres de la plaie et maintenu à l'aide d'une bande assez fortement serrée, afin de maintenir la réduction. — Pot., 5 centigr. ext. théb.

15 juillet. Ventre souple, indolent, les vomissements ont cessé. La nuit a été tranquille. T. vaginale 37°. Rétention d'urine. Cathétérisme.

Le 16. Le pansement est enlevé. Les bords de la plaie sont légèrement tuméfiés. T. 37°. Le ventre est couvert d'une épaisse couche de collodion. Cataplasmes sur la plaie. Les suites de l'opération furent parfaitement simples, et l'on ne fit pas d'autres pansements que des applications de cataplasmes jusqu'à complète guérison. L'épiploon laissé dans la plaie bourgeonna et finit par oblitérer complètement l'immense sac que j'avais dû ouvrir. La constipation dura jusqu'au 4 août, c'est-à-dire environ 20 jours ; des lavements et des purgatifs amenèrent alors une débâcle. Le 19 août, la malade quitta l'hôpital parfaitement guérie et le Dr Branche, qui a eu l'occasion de la revoir dans le courant du mois de novembre, m'a dit que la guérison ne laissait absolument rien à désirer.

SYMPTOMES. — MARCHE.

Au point de vue étiologique, nous avons divisé les laparocèles en traumatiques et spontanées, mais les symptômes cliniques, quelle que soit l'origine de la production pathologique, étant à peu de chose près les mêmes, nous adopterons une division qui, à nos yeux, a une bien plus grande importance ; nous distingerons ces hernies en grosses, moyennes et petites. Chacune de ces variétés dans sa symptomatologie, sa marche, ses accidents, offre des particularités qui forcent à les décrire à part. Ce n'est pas en effet tant la position interstitielle de ces tumeurs, position dont on doit tenir toutefois grand compte, que leur volume, qui modifie les indications thérapeutiques ; c'est ce que nous devons surtout voir au traitement. De plus, quelquefois telle hernie qui paraît être tout à fait interstitielle, peut être sous-cutanée, et lorsqu'on a affaire à des personnes grasses et que la hernie est petite, il sera souvent difficile avant l'opération d'être complètement fixé sur la situation exacte de cette lésion. — Notre distinction nous semble donc être moins théorique que celle de M. Reignier, et répondre plus à la clinique.

Hernies petites. — Cette variété naît le plus souvent spontanément ; quelquefois elle est due à un traumatisme. C'est celle que nous avons, à l'anatomie pathologique, décrite comme formée par un prolongement du péritoine en doigt de gant, contenant tantôt une petite anse intestinale, quelquefois qu'une portion de cette anse, tantôt de l'épiploon, seul ou réuni à l'intestin. Son volume serait au plus celui d'une pomme. Au delà nous avons affaire à la hernie moyenne.

Cette variété peut présenter deux genres de début bien différents. Quelquefois elle débute brusquement, avec éclat, et donne lieu sans aucun avertissement préalable à des accidents très sérieux, extrêmement intenses. D'un état de santé très satisfaisant le malade peut soudainement se voir dans la situation la plus alarmante. Dans d'autres cas, au contraire, avant qu'on puisse constater nettement la véritable nature de l'affection dont il souffre, le malade peut pendant longtemps éprouver toute une série de troubles mal définis, mal délimités et qui résistent à tous les moyens médicaux dirigés contre eux.

Le début se fait-il brusquement, on observe tout à coup tous les signes d'un étranglement interne. Des douleure extrêmement violentes se font sentir dans l'abdomen, généralisées ou localisées plus spécialement en un point donné qui correspond ordinairement à l'anneau herniaire. De là ces douleurs s'irradient dans toutes les directions ; la constipation est opiniâtre, le malade ne rend plus même les gaz, le pouls devient petit, la face se grippe, les extrémités deviennent froides, bref ce sont tous les signes d'un étranglement que l'on observe, sans qu'on eût été mis en garde par l'existence d'une hernie antérieure.

Les tumeurs de ce genre peuvent évidemment, comme le fait remarquer M. Reignier dans sa thèse, être classées à côté des hernies intra-abdominales ou intra-pelviennes (hernie diaphragmatique, mésentérique, mésocolique, obturatrice, intra-iliaque, antévésicale, du ligament large).

Lorsque la hernie suit une marche moins rapide, qu'elle

provoque pas d'emblée des accidents aussi formidables, elle peut, avant qu'on puisse la reconnaître, donner lieu à un ensemble continu de phénomène qui restent inexpliqués jusqu'au jour où le chirurgien est mis sur la voie du diagnostic. Il faut en effet savoir que quand la hernie est intra-pariétale, elle ne se *révèle souvent par aucun signe extérieur*. Elle est en quelque sorte enfouie dans l'épaisseur des parois abdominales, et la difficulté qu'on éprouve à la rechercher augmente encore quand elle existe chez des individus chargés de graisse (observation de M. Terrier).

Les troubles auxquels ces petites hernies donnent lieu, sont tantôt locaux et tantôt diffus. Les troubles *locaux* consistent en sensations douloureuses au niveau d'un point précis, celui où plus tard apparaîtra la tumeur ; ce sont parfois de véritables douleurs continues et s'exacerbant à l'occasion d'un effort, d'un mouvement donné, tel que la flexion du tronc en avant. Ailleurs ces douleurs n'apparaissent qu'au moment de ces mouvements sous forme d'élancements pouvant s'irradier vers les parties voisines d'une manière plus ou moins aiguë. La pression, au niveau du point douloureux, n'augmenterait la douleur que dans les cas où la hernie serait complètement ou incomplètement irréductible, mais dans les cas où tout le paquet hernié pourrait être refoulé dans l'abdomen, le soulagement serait immédiat et durerait tout le temps que s'exercerait la pression. La connaissance de ce fait a servi de point de départ à l'idée d'appliquer un appareil de contention, un bandage compressif au niveau du point douloureux, et l'expérience a démontré « que dans quelques-uns de ces cas, la compression a pu faire disparaître, comme par enchantement, et la douleur et les phénomènes qui l'accompagnaient. » (Reignier.)

Les troubles provoqués par les petites hernies interstitielles sont *diffus* parfois et consistent en troubles gastro-
intestinaux qui semblent d'autant plus bizarres, qu'à ce
moment l'exploration de l'abdomen ne fournit aucun renseignement de nature à les expliquer. Cet examen n'est pas
moins négatif en ce qui concerne la hernie. On observe
alors des alternatives de constipation et de diarrhée ; d'autres fois ce sont des tiraillements d'estomac, très pénibles,
des nausées et même des vomissements.

Ces deux variétés de troubles peuvent d'ailleurs coexis-
ter, et, en même temps que les accidents diffus, se peuvent
observer les phénomènes localisés signalés plus haut. Les
uns et les autres semblent s'atténuer par le décubitus dorsal. Ce dernier signe peut mettre sur la voie du diagnostic,
surtout s'ils sont apparus à l'occasion d'un effort, ou après
la cicatrisation d'une plaie de l'abdomen, ou après un traumatisme quelconque.

La tumeur est-elle plus superficielle, plus rapprochée
des téguments, l'exploration en est plus facile et plus fé-
conde en renseignements. On peut dans quelques cas, en
faisant mettre le malade de profil, voir une saillie qui est
inappréciable si l'on examine le ventre de face. Il est pré
férable pour procéder à cet examen, dans le but de constater la saillie, de faire coucher le malade, et de mettre les
parois abdominales dans le relâchement le plus complet.
Lorsque le sujet est debout, en effet, les muscles de l'abdomen se contractent, et toute saillie, légère, mais appréciable dans certaines positions, disparaît complètement.

Hernie moyenne. — La hernie moyenne est celle qui a le
volume du poing ; nous avons montré qu'à ce degré elle
pouvait encore être interstitielle. Elle peut l'être encore

étant plus grosse, mais alors une portion de la tumeur devient sous-cutanée, et on a ce que nous avons appelé la hernie en brioche.

Quand elle est encore intra-pariétale, elle forme une tumeur aplatie peu saillante, étalée entre les lames de la paroi; elle est mal circonscrite; on sent des masses multilobées, difficiles à limiter, et surtout à réintégrer dans la cavité abdominale.

Est-elle en brioche, on a une partie sous-cutanée qu'on sent mieux que dans la variété précédente, puis au-dessous une masse, un empâtement, dont les caractères rappellent alors ceux de la tumeur précédente.

On peut souvent réduire le premier lobe de la tumeur, celui qui est superficiel; on constate alors que la partie profonde est restée, semblant même avoir été augmentée par la précédente réduction.

Lorsqu'on fait lever le malade, la tumeur étalée dans la le décubitus dorsal devient souvent plus saillante, dans la position verticale, les différentes parties de la hernie tendant par le fait de la pesanteur à descendre et à se tasser, à former une masse moins large en surface, mais par suite plus saillante.

Cette remarque est surtout vraie dans les cas de grosse hernie, où par le fait du volume des parties, le symptôme est plus facile à percevoir. Ainsi il était très net sur la malade dont nous publions l'observation à la fin de ce chapitre.

Lorsque la tumeur est devenue tout à fait sous-cutanée, ce qui peut avoir lieu sans qu'elle ait une portion interstitielle, bien que ce soit plus rare pour cette variété de tumeurs, elle fait alors plus de saillie, soulevant la peau, et elle se présente sous une forme plus arrondie, moins étalée. On sent plus nettement ses lobes, ses bouclures. C'est à cette variété que M. Reignier avait donné le nom de hernies propariétales.

Grosses hernies. — Mais ce sont surtout à celles de la troisième variété, aux grosses hernies qui peuvent acquérir les dimensions de la tête d'un fœtus et plus, que ce nom peut être plus souvent appliqué.

Presque toujours en effet, lorsque la tumeur a atteint ce volume, elle est sous-cutanée, et non plus sous-aponévrotique; ou si une portion de la tumeur est restée entre les plans fibreux, la plus forte partie en est en dehors.

La peau, dans certains cas, peut être tellement distendue, qu'elle en est amincie, et qu'on pourrait voir, d'après M. Reignier, les mouvements des organes qu'elle contient.

Par le fait de la pesanteur, la tumeur tend toujours à gagner les parties déclives. Elle augmente aussi de volume, mais il en résulte en même temps des tiraillements qui donnent lieu à des phénomènes douloureux et à des troubles gastriques qu'on fait cesser en soutenant avec un bandage la tumeur, et en l'empêchant de tomber. Dans les hernies moyennes, on note souvent des symptômes de même nature, mais ils sont moins prononcés que dans ces grosses hernies. Il est presque inutile de dire que dans les cas de hernie succédant à des traumatismes, on trouvera, sauf à la suite de quelques contusions ou ruptures musculaires, une cicatrice au niveau des téguments.

OBSERVATION V (personnelle).

Prise dans le service de M. Duplay.

La nommée C... (Armantine), âgée de 66 ans, lingère, entrée le 16 décembre 1880, salle Sainte-Marthe, lit n° 5.

Bonne constitution. Pas de scrofule. Pas de syphilis. Pas d'alcoolisme. Rhumatisante. Quatre à cinq accès pour lesquels elle est venue à l'hôpital.

Réglée à 15 ans. Menstruation régulière toujours en dehors des grossesses ; pas de pertes blanches.

Ménopause depuis deux ans.

Quatre accouchements normaux, naturels. Pas d'intervention. Pas de suites de couches ; 1 fausse couche, mais pas d'accidents consécutifs.

Il y a cinq ans, elle fut abordée dans la rue par un individu inconnu qui lui porta un coup de serpette dans le bas-ventre à gauche ; sur le moment, elle ne perdit pas connaissance, elle ressentit une vive douleur au niveau de la plaie, qui ne donna lieu qu'à un écoulement de sang léger. Transportée à l'Hôtel-Dieu, elle n'eut aucun accident à la suite ; pas de péritonite, pas de lésion viscérale, pas d'hémorrhagie sérieuse. Après un mois de repos, la petite plaie que l'on ne traitait que par des cataplasmes était cicatrisée.

Elle est restée bien, ne souffrant pas pendant une année. A partir de ce moment, elle ressentit une certaine gêne, pesanteur dans le bas-ventre, les digestions furent difficiles, la constipation habituelle, elle remarqua qu'une petite boule apparaissait au niveau de la cicatrice.

Cette gêne ne fit que s'accentuer davantage, et le ventre prit un développement plus notable à gauche, la marche était pénible et les courses en voiture très douloureuses ; de temps en temps, arrêt du cours des matières fécales, accompagné de nausées, de vomissements légers, puis débâcle et cessation des accidents. Depuis un an cette infirmité est plus notable : il lui faut une grande réserve dans le choix des aliments ; elle se purge souvent, fait usage de thé pour combattre les malaises digestifs qui s'accompagnent plus souvent maintenant de vomissements, le ventre est pesant et volumineux, elle y remédie en le soutenant avec une serviette. C'est pourquoi elle s'est décidée à entrer à l'hôpital pour y demander du soulagement.

Cette femme est très forte, très adipeuse, c'est à cela qu'elle attribue du reste l'innocuité momentanée de sa blessure ; elle ne se plaint d'aucune souffrance autre que celle déterminée par sa plaie abdominale.

L'abdomen est irrégulièrement développé ; à droite, il se laisse facilement déprimer, mais à gauche on sent au voisinage du muscle droit une tumeur qui occupe la partie supérieure de la région de l'hypochondre gauche. La peau se plisse au-devant de cette tumeur ; elle présente à son centre une cicatrice foncée, blanchâtre, sans adhérences avec les parties profondes.

Dans le décubitus dorsal, la lésion est étalée, faisant peu de saillie, cachée en partie par l'épaisseur de la couche graisseuse sous-cutanée, très considérable. Chez cette femme elle a 12 centimètres de largeur dans le sens transversal, et 6 ou 7 dans le sens vertical. Elle est mal limitée à la périphérie, ce n'est qu'en déprimant la paroi avec le bord cubital de la main qu'on arrive à en percevoir les limites.

Lorsqu'on fait lever la malade, la tumeur devient bien plus saillante, elle a alors à peu près le volume des deux poings ; on peut la soulever de haut en bas. On arrive ainsi sur une portion rétrécie, mais encore assez grosse, qui semble être le pédicule, et paraît pénétrer dans la paroi en dehors du muscle droit du côté gauche.

Lorsqu'on fait tousser la malade, on a, au niveau de cette lésion, une impulsion manifeste.

A la percussion, on a de la sonorité ; la palpation fait reconnaître la présence de bosselures molles, qu'on peut réduire en partie.

Mais la réduction est très incomplète ; et on étale plutôt la tumeur dans l'épaisseur des parois qu'on ne la fait rentrer. La malade, d'ailleurs, nous dit que sa hernie ne rentre pas.

Comme autres symptômes, cette femme accuse de petites douleurs ou plutôt un sentiment de tiraillement lorsqu'elle est debout. En soulevant la tumeur et en l'empêchant de tomber avec une serviette ou sa main, elle fait disparaître ce malaise.

Elle a éprouvé depuis sa rentrée des troubles digestifs, inappétence, envies de vomir, coliques, qui ont duré un jour, et se sont terminés par une débâcle, précédée de vomissements.

Il n'y a pas d'intervention chirurgicale à proposer dans ce cas ; M. Duplay se contente de lui faire confectionner une ceinture, qui remédiera à la gêne qu'occasionne cette hernie dans la position verticale, et qui a fait entrer la malade à l'hôpital.

PRONOSTIC.

D'après ce que nous venons de dire on peut se rendre compte de la gravité de ces hernies ; plus que les autres tumeurs de même nature, mais dont le siège est différent, elles ont une tendance à augmenter incessamment de volume. Elles sont comparables en cela aux hernies ombilicales. Outre la gêne que provoquent ces énormes tumeurs, qui constituent alors de véritables infirmités, elles offrent plus de prise aux violences et aux chocs ; un coup pouvait amener d'après sa rupture du sac, et il en résulterait l'issue des viscères à l'extérieur. (Reignier).

Comme toutes les hernies, les laparocèles sont sujettes à tous les accidents de ces tumeurs, engouement, inflammation, étranglement. Il y a cependant quelques remarques à faire à ce sujet.

Celles qui semblent devoir s'étrangler le plus souvent sont les petites hernies, et comme nous l'avons montré cet étranglement est d'autant plus dangereux, qu'il survient subitement sans qu'on ait connu l'existence d'une hernie antérieure. Par ordre de fréquence viennent ensuite les hernies moyennes, et enfin les grosses.

Les hernies traumatiques s'étranglent-elles plus que les hernies spontanées ? Nous ne pouvons rien affirmer de bien précis à ce sujet ; comme la majorité des petites hernies sont des hernies spontanées, il en résulte que dans cette variété ce seront ces dernières, qui présenteront cette complication. Pour les hernies moyennes et grosses, qui succèdent surtout à des traumatismes, on notera le contraire.

Quant à l'engouement, les laparocèles comme les hernies ombilicales, y sont exposées lorsqu'elles ont un certain volume ; dans les mêmes conditions, elles présentent souvent des phénomènes d'inflammation, qui expliquent la présence des brides qu'on trouve si fréquemment dans le sac, et sur lesquelles nous avons déjà tant insisté à l'anatomie pathologique.

DIAGNOSTIC.

Le diagnostic ici comprend deux points :

1° Reconnaître la présence d'une hernie latérale.

2° Dire à quelle variété elle appartient.

Le premier point du diagnostic est facile lorsqu'il s'agit d'une hernie grosse ou moyenne. Ici on n'a qu'a se rappeler les symptômes des hernies en général. Nous n'y insistons pas.

Il n'en sera pas de même quand la hernie sera petite, comme nous l'avons dit souvent, elle passe inaperçue, et ce seront les troubles de la digestion, les douleurs locales, qui devront la faire rechercher. Mais si on n'est pas mis en garde contre cette erreur de diagnostic, ici on pourra prendre pour de simples phénomènes de gastralgie, ce qui appartient à la tumeur herniaire et ce qu'on pourrait faire cesser en s'adressant directement à cette lésion. Pour éviter une pareille erreur, il faut y penser et rechercher avec soin si en aucun point de la paroi abdominale on ne trouve pas quelque empâtement suspect, quelque douleur localisée, qui soit l'indice de la lésion soupçonnée. C'est ainsi que M. Terrier fut mis sur la voie du diagnostic, dans l'observation si intéressante qu'il publia à la Société de chirurgie.

Quand la hernie succède à un traumatisme, el e a pu être confondue avec une hernie musculaire, survenue à la suite d'une rupture ou d'une plaie, mais la hernie musculaire ne varie que sous l'influence de la contraction musculaire, tandis que la tumeur intestinale ne varie que sous l'influenee de la contraction musculaire ; enfin, quand elle est réductible, il n'y a plus de doute à avoir.

Signalons encore l'erreur de diagnostic qui a fait prendre une laparocèle traumatique pour un épanchement sanguin ou pour un abcès, Avec un peu d'attention on évitera pareille erreur.

2° Le second point du diagnostic ne consiste pas seulement à dire si la hernie est grosse ou petite ; c'est chose facile.

Il en sera de même pour reconnaître si la hernie est réductible ou irréductible.

Nous devons toutefois rappeler à ce sujet que quelquefois on pourra croire avoir réduit la tumeur, et ne l'avoir que refoulée entre les couches aponévrotiques, qui constituent la paroi. Il faut donc rechercher avec soin, après la réduction, si tout empâtement a disparu. Pour faire d'ailleurs ce diagnostic de hernie interstitielle, nous renvoyons à ce que nous avons dit quand nous avons décrit les symptômes de ces variétés.

Le diagnostic des organes contenus est le même que pour les autres espèces de hernies. Inutile de reproduire ici les caractères distinctifs de l'enterocèle et de l'épiplocèle. Nous renvoyons pour cela aux traités classiques.

Le diagnostic des complications sera quelquefois fort difficile dans ces cas.

Nous avons montré plus haut que quelquefois des hernies petites apparaissaient et s'étranglaient immédiatement, le peu de volume de ces tumeurs les faisant passer inaperçues, on a pu croire à des symptômes d'occlusion intestinale ou d'étranglement interne, tandis qu'on était en présence de phénomènes d'étranglement herniaire.

Dans ces cas on pourra quelquefois être sûr de l'existence

de la lésion, et cependant être encore arrêté par la difficulté d'y trouver le siège précis (Obs. de Terrier). C'est alors qu'on pourra avoir recours avec succès à la laparotomie. Mais n'anticipons pas sur le traitement.

TRAITEMENT.

Nous connaissons maintenant le mécanisme de la production des hernies latérales. Nous avons vu par quels
symptômes se révélaient leurs différentes variétés. Etu-
dions maintenant les moyens thérapeutiques que nous
pourrons opposer :

1° A leur production ;
2° A leur existence ;
3° A leurs complications.

I. — Dans les deux cas qui nous sont personnels et
dans beaucoup d'autres mentionnés dans les observations
ci-jointes, la cause souvent lointaine de la hernie latérale,
est un traumatisme, plus spécialement un coup de couteau,
une plaie pénétrante de l'abdomen. Qu'il y ait ou non
blessure du péritoine, le traumatisme n'en crée pas
moins à l'endroit frappé une sorte de *locus minoris resis-
tentiæ*, au niveau duquel, sous l'influence d'efforts violents, de distensions des parois abdominales, on pourra
voir se produire une hernie latérale. La conclusion pratique à tirer de ce fait, est que tout chirurgien qui aura été
appelé auprès d'un malade offrant une lésion sérieuse de la
paroi abdominale, devra l'avertir qu'à un moment donné
il pourrait observer au niveau du point blessé, la sortie
d'une tumeur ; que le meilleur moyen d'éviter cet accident
est de porter une ceinture abdominale pouvant suppléer à

la faiblesse de la paroi et diversement fabriquée suivant le point atteint.

II. — Qu'elle soit spontanée ou traumatique, la hernie s'est produite ; elle existe. Tantôt, comme nous l'avons vu à propos des symptômes, elle est interstitielle ; tantôt elle est sous-cutanée. Quelle conduite devra-t-on tenir ?

La première chose à faire sera d'opérer la réduction. Nous ne décrirons pas ici le modus faciendi de la réduction La question est traitée tout au long dans les classiques, mais nous insisterons un peu sur les particularités que peut offrir cette opération dans la hernie latérale.

Si nous nous reportons à la physiologie et à l'anatomie pathologiques, nous nous rappellerons la disposition qu'elle offre en général. Comprise entre des muscles et des plans aponévrotiques larges, elle tend à s'épandre, pour ainsi dire, entre les divers éléments qu'elle rencontre sur son trajet, et souvent son point d'émergence, c'est-à-dire l'endroit où d'interstitielle elle devient sous-cutanée, est assez éloigné de celui par lequel elle sort de la cavité abdominale. Généralement, le premier est situé plus bas que le second.

Cette propension à s'étaler d'une part, ce trajet de haut en bas d'autre part, doivent toujours être présents à l'esprit du chirurgien qui s'apprête à réduire une hernie latérale ; le taxis devra être exercé de bas en haut, les mains largement étalées et avec le secours d'un aide, si la hernie est volumineuse, pour la réduire peu à peu, pour regagner pied à pied, pour ainsi dire, le terrain envahi par elle, sans qu'elle puisse, à mesure qu'on la refoule d'un côté, passer d'un autre, et surtout sans quelle puisse décoller davantage les différents plans qui constituent les parois abdominales. Nous avons déjà insisté dans le courant de la thèse, sur ce fait, à savoir que les hernies latérales sont parfois, en même temps, interstitielles et sous-cutanées. Or il peut se faire que la portion sous-cutanée soit réduite par l'opération non dans la cavité abdominale, mais dans la paroi. Celui-ci pourrait alors croire qu'il a réduit complètement, sans qu'il en soit rien, sans que l'étranglement soit levé; quelquefois, mais rarement, la réduction d'une portion de la tumeur suffit à faire disparaître les phénomènes d'étranglement. Nous trouvons un bel exemple de ce fait dans l'observation de M. Gosselin (obs. XIII). Dans un cas analogue il ne faudrait pas quitter le malade sans être sûr que l'amélioration est définitive et qu'on n'aura pas à intervenir.

La hernie, une fois réduite, sera maintenue par le bandage approprié, offrant une résistance d'autant plus considérable que la hernie était plus volumineuse. Il sera muni d'une pelote appliquée au niveau de l'orifice.

Nous ne parlerons pas ici du traitement de ces masses herniaires énormes, que l'on observe parfois; dans ce cas les viscères ont perdu droit de domicile dans la cavité abdominale. C'est une éventration.

Peut-on et doit-on tenter la cure radicale des hernies latérales ?

Nous avons vu que les hernies latérales sont susceptibles de présenter un certain nombre de complications; parmi ces complications, celles sur lesquelles nous devons le plus insister ici sont les adhérences, l'inflammation et l'étranglement.

Il y a entre ces complications une sorte de corrélation et une sorte de traitement préventif ou palliatif devra tenter d'empêcher leur production.

Les malades porteurs de hernies latérales, qui présente-
raient les signes fonctionnels dont nous avons parlé, devront
éviter les efforts violents, la constipation, les repas trop co-
pieux. Mais si les complications se produisent quand
même, comment y remédier ? Contre les adhérences du sac,
complication si fréquente des hernies latérales, comme
nous l'avons vu à l'anatomie pathologique, et qui doit être
considérée comme une des causes les plus fréquentes de
l'étranglement, contre les adhérences, dis-je, pas de re-
mède, évidemment.

Nous arrivons à la complication la plus intéressante au
point de vue chirurgical, à l'étranglement.

A l'étranglement d'une hernie latérale étranglée, on
devra commencer par pratiquer le taxis, avec chloroforme,
pour annihiler complètement les effets des contractions
des muscles de l'abdomen. Mais si le taxis convenablement
pratiqué ne donne pas de résultat, nous pensons qu'il faut,
sans plus tarder, intervenir. Il est en effet certain que
la temporisation ne peut donner que de fâcheux résultats.
On peut, sous ce rapport, comparer ce qui se passe dans
les hernies latérales avec ce qui a lieu dans les hernies
ombilicales. A ce sujet, notre ami le Dr Loupie dit, dans
son excellente thèse inaugurale, en s'appuyant sur les
opinions de J.-L. Petit, Boyer, Velpeau, Scarpa, Astley
Cowper, Pott, Goyrand (d'Aix), que la grande cause des
accidents dans l'opération de la hernie ombilicale étranglée
réside dans la temporisation trop prolongée, et il le dé-
montre avec une statistique très intéressante. Nous pensons pouvoir préconiser également, en cas de hernie latérale étranglée, l'opération immédiate si le taxis n'a pas
réussi.

Voici sur quelles raisons nous nous appuyons : Si nous

consultons les observations de hernie latérale étranglée, nous constatons que la mort arrive assez rapidement. Ainsi dans cette observation (VIII), recueillie par M. Bide dans le service de M. le professeur Le Fort, un malade, porteur d'une hernie double étranglée, d'origine traumatique, meurt trois jours et demi après le début des phénomènes d'étranglement. Cette marche rapide répond-t-elle à certaines particularités, spéciales aux laparocèles? Nous le croyons, et voici celles que nous jugeons devoir indiquer :

1° D'abord le peu d'épaisseur des enveloppes de la hernie latérale. Nous avons vu aux symptômes que la hernie latérale n'était recouverte que par une partie des parois abdominales, et que souvent on voyait nettement à travers ces parois la forme extérieure des viscères herniés. Auss dans les efforts de taxis la peau, le sac et l'intestin seront-ils plus directement exposés aux froissements. Il faudra donc s'abstenir de toute manœuvre violente, et, si le taxis échoue, ne pas hésiter à recourir à l'opération.

2° Les hernies dont nous nous occupons sont souvent consécutives à des traumatismes, à des plaies pénétrantes de l'abdomen. Si la hernie se produit peu de temps après la lésion, elle est sans sac, et supportera par conséquent beaucoup moins facilement des taxis prolongés. Si la hernie a un sac, ce sac, comme nous l'avons exposé en parlant des lésions anatomo-pathologiques, est souvent multiloculaire, les adhérences s'y développent facilement ainsi que la péritonite herniaire. Plus on attendra, plus on multipliera les taxis, plus les complications redoutables auront de chance de se produire. L'opération sera plus dificile à pratiquer, et ses suites seront loin d'en être plus favorables.

3° Les hernies latérales sont presque toujours constituées

par de l'épiploon et une anse intestinale. Dans les kélotomies, mentionnées dans les observations, on trouve presque toujours l'épiploon adhérent ou altéré. Mieux vaut donc opérer de suite que de permettre, par des tergiversations déguisées sous des taxis successifs l'altération plus prononcée des parties herniées. Donc, l'étranglement doit être levé de bonne heure pour les hernies latérales comme pour les autres, ainsi qu'il a été établi par notre maître le professeur Gosselin. Mais à quel procédé le chirurgien devra-t-il avoir recours?

Nous ne partageons nullement l'opinion de M. Reignier, qui prétend que la conduite du chirurgien doit varier suivant qu'il se trouvera en présence d'une hernie intra-pariétale ou propariétale, mais bien suivant qu'il s'agit d'une hernie moyenne ou grosse, parfaitement appréciable, ou d'une hernie petite, mal limitée. Dans le premier cas, on devra pratiquer la kélotomie. Dans le second, la laparotomie. Mais l'indication n'est pas toujours formelle, précise, et nous invoquons comme exemple l'observation de kélotomie recueillie dans le service du professeur Duplay (obs. III).

Si l'on veut bien se reporter à cette observation, on verra le professeur Duplay, le taxis avec chloroforme ne donnant aucun résultat, se décider à intervenir. Mais nous avons entendu notre maître discuter la question de savoir quel procédé il allait employer, s'il allait recourir à la laparotomie ou à la kélotomie avec ou sans ouverture du sac.

M. Duplay nous fit alors remarquer que le volume de la tumeur était considérable, qu'elle était tendue, que le pédicule était impossible à saisir, qu'enfin la hernie étant ancienne et ayant déjà supporté deux taxis, il pourrait bien exister des adhérences au sac. L'évènement justifia les prévisions, l'opération fut commencée. Suivons-la pas à pas, le fait est des plus instructifs, et la conduite de ce chirurgien devrait être imitée dans un cas analogue.

L'incision est faite énorme, 20 centimètres de longueur. Elle comprend par conséquent presque tout un côté de l'abdomen, on arrive sur le sac qu'on isole des tissus environnants. Le pédicule, paraissant très serré, traverse l'aponévrose du grand oblique, on débride de dehors en dedans sur la demi-circonférence supérieure de l'orifice, et on n'obtient aucun résultat lorsqu'on essaye de réduire...

. . . .

Après plusieurs essais infructueux, on ouvre le sac, et alors on trouve une grosse masse épiploïque en éventail et une anse de gros intestin de 30 centimètres, fortement congestionnée, très distendue et tordue sur elle-même. Elle adhère à la face interne du sac par des fausses membranes assez résistantes.

La réduction se fait alors assez facilement. Nous le répétons, c'est là un fait capital sur lequel nous ne saurions trop insister : c'est à la kélotomie *avec ouverture du sac* qu'a été due la bonne terminaison de l'opération. Le cas échéant, on devra avoir recours au même procédé; ce procédé, en effet, permet de voir quels sont les viscères contenus dans le sac, de juger du degré de leur altération, de leur volume, enfin de détruire les adhérences et d'opérer la réduction de l'intestin, alors qu'on lie et qu'on excise la plus grande partie de l'épiploon après ligature préalable.

Or, dans un cas analogue, quel résultat eût donné la gastrotomie? Le malade aurait eu à subir un vaste traumatisme péritonéal. Incision de l'ombilic au pubis. La main du chirurgien, introduite dans l'abdomen, eût vainement cherché à attirer l'anse intestinale à travers un pédicule étroit. Le gros intestin très tendu et accompagné d'une masse épiploïque eût résisté aux tractions. Tandis que nous voyons par la kélotomie *avec ouverture du sac,* qu'on a pu rompre les adhérences, détruire la torsion de l'intestin et exciser la masse épiploïque.

Il peut arriver aussi qu'il existe deux anses intestinales étranglées (obs. IX) contenues dans deux sacs différents (obs. IV), ou qu'une anse intestinale soit bridée par une languette aponévrotique ou musculo-aponévrotique (obs. IV). Dans ces cas comme dans celui du professeur Duplay, la kélotomie a donné de bons résultats, la hernie a pu être réduite. En eût-il été de même de la laparotomie. Nous ne le pensons pas.

Les deux anses intestinales peuvent s'être étranglées sur la même ouverture, mais elles peuvent aussi avoir pénétré dans le sac par deux ouvertures différentes (obs. VI), une anse de gros intestin, une anse d'intestin grêle (obs. IV). Si dans un cas semblable on employait la laparotomie, on croirait tout fini après le dégagement d'une anse. Il en resterait encore une qui demeurerait étranglée et causerait la mort du malade.

Dans certains cas, on peut opérer la réduction sans ouverture du sac. Nous trouvons relaté dans Garengeot (Traité des opérations de chirurgie, t. I, page 368, Paris, 1740) un succès de J.-L. Petit, obtenu dans un cas de hernie latérale par la kélotomie sans ouverture du sac. D'un autre côté, A. Cooper préconise le mode opératoire suivant :

Faire à travers la peau une petite incision à l'aponévrose qui recouvre le sac.

Pratiquer une petite ouverture au niveau du collet du

sac, sans ouvrir celui-ci dans toute son étendue et en se comportant comme s'il s'agissait d'une hernie ombilicale.

Cooper dit également :

Lorsqu'on pratique l'opération pour la hernie de la ligne semi-lunaire, on doit ouvrir le sac par une incision semblable à celle de la hernie ombilicale, c'est-à-dire une incision ayant la forme d'un T, en ayant soin de laisser un repli ou lambeau de peau qui, à la manière d'une sorte de valvule, puisse recouvrir l'ouverture de la hernie ; après cette incision on ouvre l'orifice et on incise la ligne semi-lunaire jusqu'à son extrémité inférieure. Si la tumeur siège à la partie inférieure de cette ligne, le sac doit être dilaté du haut en bas, en ayant égard à la direction de l'artère épigastrique qui croise la ligne semi-lunaire à son extrémité inférieure :

Nous nous trouvons, en résumé, en face de trois manières de faire très différentes :

1. Kélotomie sans ouverture du sac (J.-L. Petit).

2. Kélotomie avec petite ouverture au niveau du collet du sac, sans ouvrir celui-ci dans toute son étendue.

3. Kélotomie avec *ouverture large du sac* (S. Duplay). Nous avons vu que souvent, presque toujours, les hernies latérales ou laparocèles étaient des entéro-épiplocèles. Quelle conduite devra-t-on tenir vis-à-vis de l'épiploon hernié ?

Ici non plus, la pratique de tous les chirugiens n'a pas été toujours la même. Nous voyons A. Cooper (obs. XII, obs. CCCXX de Cooper) réduire l'épiploon dans la cavité abdominale, tandis que Theale (obs. I. A practical treatise on abdominal hernia, 1846, p. 355) le laisse dans la plaie. Il est en cela imité par Henry (obs. XI, Henry, the Lancet,

t. II, p. 153). C'est aujourd'hui la pratique généralement adoptée.

Mais quand la masse épiploïque est trop volumineuse, il est bon d'en retrancher une partie, comme l'a fait Seutin (in obs. X). Tel a été également le procédé mis en pratique par notre maître M. Duplay (obs. III).

Il nous semble en effet très indiqué d'exciser l'épiploon, surtout s'il est volumineux, après ligature préalable avec du catgut. M. le Dr Després, chirurgien de Cochin, notre savant maître le Dr Polaillon, emploient ce procédé pour l'opération des hernies ombilicales étranglées. On évite ainsi les suppurations longues et dangereuses, l'épiploon ne pourrait qu'empêcher la réunion des parties profondes de la plaie, et s'opposer à la confection des sutures profondes. On pourra encore le toucher avec du perchlorure de fer.

Les parties herniées sont réintégrées dans la cavité abdominale ou soudées. La tâche du chirurgien n'est pas complètement remplie, il faut qu'il se préoccupe de l'écoulement des liquides et de la fermeture de la plaie. Ce sont là des points qui ont aussi une grande importance.

Dans l'observation de M. Duplay, il a été fait une suture incomplète, laissant libre le pédicule épiploïque. Deux drains ont été placés autour de ce pédicule. Application d'un pansement de Lister.

Les plaies résultant de kélotomie sont souvent profondes, à cause de l'épaisseur considérable des parois abdominales chez certaines femmes. De plus leur position déclive rend très facile la chute des liquides septiques. Nous pensons donc qu'on agirait sagement en faisant des sutures profondes, ainsi qu'ont l'habitude de le faire beaucoup de chirurgiens pour les hernies en général. On a souvent, dit M. Lucas-Championnière, conseillé la suture après la kélotomie. «Je fais une suture spéciale et d'autres penseront comme moi sans doute qu'il y a lieu d'appliquer après cette opération une suture analogue à celle que l'on préconise pour toutes les plaies de l'abdomen, et surtout pour l'ovariotomie. Je comprends dans une première suture les tissus profonds au niveau du point débridé, puis je fais une suture plus superficielle au devant du sac, qui a ainsi l'avantage de fermer hermétiquement l'abdomen. J'indique ce procédé, non pas seulement à cause des succès qu'il m'en a donnés, mais parce qu'il s'agit de traiter les plaies des hernies comme les plaies de l'abdomen. »

Nous nous rattachons pleinement à cette manière de de voir. Nous pensons qu'on peut appliquer deux sutures, l'une profonde et l'autre superficielle, ou une suture en masse.

II. — Il ne faut pas croire que la kélotomie soit toujours à faire dans les laparocèles. Nous avons dit au début de ce chapitre que la laparotomie peut être aussi pratiquée. Nous avons cité les cas dans lesquels la kélotomie devait être tentée, et nous nous sommes efforcé de démontrer quels avaient été ses avantages. Voyons maintenant quels sont les cas qui sont du domaine de la laparotomie.

Nous pensons que la laparotomie devra être préférée dans les cas où la hernie sera petite, profonde, récente. Dans les cas enfin où le diagnostic n'aura pas été posé d'une façon indiscutable.

A) *Hernie petite*. — Il y aura des chances alors pour qu'il y ait peu d'épiploon ou de gros intestin.

B) *Hernie profonde*. — Elle sera alors plus accessible

par la cavité abdominale que par la surface interne des parois qui la délimitent.

C) *Hernie récente*. — C'est surtout dans les vieilles hernies qu'on trouve deux sacs, ou deux anses intestinales, ou des adhérences. Plus la hernie sera récente, moins les complications auront de raison d'être, et plus la laparotomie aura de chances de réussir.

D) *Cas douteux*. — Il faut bien reconnaître que parfois le diagnostic présente les plus grandes difficultés. S'agit-il d'un étranglement interne, d'une petite hernie latérale? Souvent la question est embarrassante à résoudre. La laparotomie est alors une opération à deux fins. Elle peut remédier aussi bien à la laparocèle qu'à l'étranglement, car elle est dans ce dernier cas d'une grande utilité (Berger, Périer (1) etc.); les deux coexistent quelquefois (obs. Polaillon) (2). Nous ne saurions trouver le plus bel exemple de succès par la laparotomie, dans la cure de la hernie latérale, que celui qui a été remporté par M. Félix Terrier, dans son service de chirurgie de Bicêtre.

Nous ne saurions mieux faire que de placer cette observation à côté de celle du professeur Duplay. La lecture de chacune d'elles, faite séparément, est très instructive. Si on les lit comparativement, en en retire de féconds enseignements, en voyant comment deux chirurgiens du plus haut mérite ont pu, par des procédés différents, arriver au but qui doit être notre but à tous : conserver la vie du malade.

(1) Société de chirurgie, 1879.
(2) Union médicale, 1879.

Ferrand.

OBSERVATIONS.

OBSERVATION VI.

Déchirure spontanée à l'aîne droite des parois abdominales. Hernie. Etranglement. (Par Heulhard, d'Arcy.)

(Revue médico-chirurgicale de Paris, t. XIV, p. 25, 1853.)

M. S..., 39 ans, femme grande et maigre, était tourmentée depuis plusieurs mois par une toux dont les quintes rappelaient celles de la coqueluche, quand, le 9 août 1847, pendant un accès plus violent elle sentit tout à coup se manifester à l'aine droite une tumeur du volume du poing. Bientôt survinrent des phénomènes d'étranglement qui nécessitèrent l'intervention immédiate. La tumeur oblongue, transversalement, offrait dans ce sens 9 centimètres de longueur sur 6 ou 7 de largeur et environ 7 d'élévation.

Après quelques tentatives de taxis modérées, on se décide à opérer. La peau, le tissu cellulaire et quelques filets membraneux ayant été divisés on arriva sur une anse d'intestin grêle de 18 centimètres de longueur ; à côté et en dehors, on apercevait une anse très courte de gros intestin. Une portion d'épiploon pressait l'intestin grêle. La déchirure abdominale était inégale, dentelée, et une bride fibro-musculaire, à peu près parallèle à la ligne blanche séparait l'intestin grêle du gros intestin, qui ainsi n'était pas sorti par la même ouverture ; celle qui donnait passage au gros intestin était étroite et exerçait sur lui une constriction de la bride.

Division de la bride, réduction des organes herniés, et pansement à plat sans suture. Guérison quinze jours après.

Après la herniotomie, la bronchite disparut comme par enchantement.

Dans la hernie latérale de M. S..., il n'y avait pas de sac herniaire (l'opération fut faite quelques heures seulement après la production de la hernie

OBSERVATION VII.

Hernie traumatique intercostale abdominale survenue à la suite d'un
coup d'épée.

(Cruveilhier. Anatomie pathologie générale, t. I.)

Homme, 70 ans. Au niveau de la partie inférieure gauche du
thorax, existe une tumeur du volume du poing bosselée, à base
large survenue à la suite d'un coup d'épée. Le malade disait enten-
dre du gargouillement dans sa tumeur qui était indolente, augmentait, diminuait, mais ne disparaissait pas complètement.

Cette tumeur était divisée en deux parties bien distinctes, l'une
sous-cutanée, l'autre sous-maxillaire.

Mort d'affection intercurrente (ascite).

Autopsie. — La partie la plus profonde de la tumeur était recouverte par le muscle grand oblique, lequel manquait complètement
au niveau de la partie sous-cutanée. Les blessures que présentait
cette tumeur étaient déterminées par des bandes aponévrotiques.

La base large de la tumeur était appliquée entre la face externe
des côtes et de leur cartilage; disséquée dans toute sa circonfé-
rence, elle présente un pédicule fibreux très étroit qui semblait
naître dans l'intervalle qui sépare la huitième et la neuvième côte.
Ainsi disséquée la tumeur offrait à l'extérieur tous les caractères
de la hernie ordinaire. Le sac herniaire divisé, il n'y avait dans son
intérieur que le grand épiploon, lequel adhérait à la face interne du
sac dans 12 points différents, par autant de cordons, dont le som-
met s'enfonçait dans autant de cellules au fond desquelles ils adhé-
raient intimement. Chaque cellule pouvait donc causer étranglement.

Le grand épiploon avait en outre contracté adhérence avec la
moitié supérieure de l'ouverture de communication; l'estomac et le
côlon à l'angle de réunion du côlon ascendant et du côlon transverse
étaient situés dans l'ouverture du sac et laissaient passer l'index.

La surface interne du sac présentait une disposition réticulée qui
ressemblait à la face interne du cœur. Cet aspect réticulé était dû

à des colonnes fibreuses entre-croisées qui interceptaient de très petites cellules.

Le malade avait de l'ascite, voilà pourquoi le côlon n'était pas dans la hernie.

OBSERVATION VIII.

Plaie de la paroi abdominale, suivie de guérison. Hernie du grand épiploon trente-cinq ans plus tard. Entérocèle étranglée. Mort.

(Par Bide, interne des hôpitaux. Société anatomique, séance de mars 1876.

M..., 44 ans, teinturier, entre le 11 mars 1876, dans le service de M. Le Fort.

Le malade eut à l'âge de 4 ans le ventre ouvert d'un coup de canif ; il y aurait eu alors issue des intestins au dehors.

Il existe sur la paroi abdominale, à 5 ou 6 centimètres, à droite et au bas de l'ombilic, une cicatrice curviligne de 10 centimètres à peu près. Vers l'âge de 35 ans, le malade vit pour la première fois apparaître au niveau de la cicatrice une petite tumeur qui alla grossissant, qu'on n'essaya jamais de réduire. Depuis cinq ou six mois le malade avait laissé la ceinture de coutil avec laquelle il avait pris habitude de maintenir sa tumeur, lorsque, le 9 mars, il épr ouva quelques coliques. .

Le 10, au matin, à la suite d'une selle normale, des douleurs excessives se manifestaient dans le ventre, et cinq fois dans la journée, le malade eut des vomissements glaireux et bilieux.

Le soir, purgatif, suivi de selles. Ce fut la dernière ; depuis ce moment, le malade ne rendit pas de gaz par l'anus.

Une consultation eut lieu, le malade fut chloroformé, des tentatives de réduction furent faites, car on soupçonnait l'existence d'une entérocèle étranglée.

Elles n'eurent pas de résultat.

Le 11. On constate l'état suivant : Tumeur du volume d'une tête de fœtus à terme, siégeant au dehors et en bas de l'ombilic, du côté droit, tumeur un peu bosselée, mate dans toute son étendue, irréductible, douloureuse à la pression ; pouls petit, fréquent ; facies très légèrement grippé ; pas de hoquet ; bouche amère ; langue saburrale ; météorisme dans toute la moitié supérieure de l'abdomen; cataplasmes laudanisés ; purgatifs ; glace.

Le 12. Le météorisme augmente toute la journée, et la dyspnée apparaît (refoulement du diaphragme) ; coliques violentes ; nouveaux vomissements, n'ayant pas plus que les autres l'apparence fécaloïde. On ajourne jusqu'au lendemain une ponction capillaire ayant pour but d'évacuer l'air contenu dans les intestins, et de faire aussi diminuer la dyspnée, et l'étranglement de l'anse intestinale, qu'on suppose étranglée par les fibres du grand oblique comme dans une boutonnière.

Mort dans la nuit.

Autopsie. La paroi abdominale, disséquée, on tombe sur une tumeur volumineuse, divisée en deux lobes inégaux par une bride aponévrotique, qui n'est autre chose qu'une bandelette du grand oblique. Une tunique d'apparence fibreuse, plus lâche cependant sur quelques points, et ressemblant là à du tissu cellulaire condensé l'enveloppe. Cette tunique enlevée, on tombe sur une masse irrégulière qui est reconnue pour être de l'épiploon.

On ne trouve tout d'abord pas de traces de péritoine à la face profonde de la tunique fibreuse, qui constitue le sac herniaire; mais près du pédicule on trouve la séreuse qui, d'ailleurs, forme une enveloppe complète à la plus petite des tumeurs. A la base de la tumeur la plus volumineuse, et près de son pédicule, cachée sous les replis de l'épiploon hernié, on rencontre une anse intestinale de 7 à 8 centimètres. Cette anse est distendue, presque noire, et tout autour d'elle se trouvent des exsudats fortement teintés de sang. La position même de cette entérocèle, au milieu de masses épiploïques, explique pourquoi la percussion n'avait donné aucun renseignement sur sa présence pendant la vie.

Ceci constaté, on ouvre l'abdomen.

Les anses de l'intestin grêle sont fortement météorisées, et leurs parois très injectées dans toute l'étendue du canal intestinal, situé au-dessus de l'étranglement.

Le côlon transverse est attiré en bas et intimement appliqué contre l'anneau par où se sont produites les hernies intestinales et épiploïques. Il est retenu dans cette situation fixe par cela même que le grand épiploon presque tout entier s'est engagé par l'anneau; quant à l'anneau lui-même, il est elliptique, le doigt ne peut y être

introduit, son grand axe est dirigé dans le sens des fibres de l'aponévrose du grand oblique, ce qui peut rendre compte du mécanisme de l'étranglement, celui-ci paraît dû à la constriction exercée
sur les lèvres de la boutonnière aponévrotique, constriction qui a
dû aller en augmentant, à mesure que le météorisme augmentait,
car on a vu que les signes de l'étranglement, insignifiants au début,
n'avaient pris quelque caractère de gravité qu'à la fin. En outre,
après l'autopsie, alors que l'abdomen n'était plus distendu, et les
lèvres de la boutonnière, étroitement serrés, il était possible, quoi
que difficile, de faire refluer les gaz du bout supérieur au bout in-
férieur de l'intestin.

Durant la vie, pareille chose n'avait pas lieu, aucun gaz n'ayant
été rendu par l'anus dans les trois derniers jours. Au niveau de
l'anneau ou de la boutonnière, le péritoine se continue sans inter-
ruption des parois abdominales vers le sac herniaire.

OBSERVATION IX.

(Arnaud. Traité des hernies, t. II, obs. 9.)

J'ai vu le cadavre d'un homme mort trois jours après l'opération
d'une hernie latérale, une partie de l'intestin qui avait été comprise
dans la hernie, lequel était replié sur lui-même et embrassait une
autre partie de lui-même, de la grosseur d'une aveline; la partie
qui était embrassée était saine; et celle qui embrassait l'autre était
pourrie ; néanmoins il me fut possible de les détacher sans déchirer
les membranes de l'un ni de l'autre.

Le chirurgien convint qu'il avait trouvé ces parties ainsi adhé-
rentes mais qu'il n'avait pas osé les désunir dans la crainte qu'il eût
de les déchirer.

OBSERVATION X.

Hernie latérale et anormale avec étranglement. (Opération suivie de
succès par Seutin.)

(Revue médico-chirurgicale de Paris, t. XIII, p. 170, 1853.)

Il s'agit d'un homme de 50 ans, qui ayant reçu 20 ans auparavant un coup de sabre dans le ventre, avait vu se développer une

hernie au niveau de la cicatrice. La tumeur était située à gauche et au-dessous de l'ombilic; elle était du volume d'un œuf de poule.

Sous l'influence d'un violent effort, la tumeur augmenta notablement de volume et devint irréductible. En même temps se manifestèrent des phénomènes d'étranglement.

Opération, le quatrième jour. M. Seutin, après avoir pratiqué une large incision transversale dans le sens de la tumeur, divisa successivement les couches de la paroi de l'abdomen. On ne tarda pas à apercevoir une masse d'épiploon adhérent. Au milieu de cette masse, anse intestinale brunâtre, qui fut réduite sans difficulté.

Excision d'une grande partie de la masse épiploïque herniée (environ 200 gr.), ligature et réunion par une suture, malgré un phlegmon de la paroi abdominale qui se développa dans la suture. Le malade guérit.

OBSERVATION XI.

Hernie traumatique étranglée. Kélotomie. Guérison.
(Henry. The Lancet, t. II, p. 153, 1851.)

Cocher qui entra à Middlesex-Hospital, portant à droite, entre la crête iliaque et l'ombilic, mais un peu plus près de ce dernier, une tumeur dure, résistante et douloureuse ayant à peu près le volume d'une orange.

Suppression des selles depuis deux jours. 29 ans auparavant, le malade avait reçu au niveau de la tumeur un coup de couteau. Il y avait eu issue des intestins. Peu à peu au niveau de la cicatrice s'était développée une petite tumeur qui n'avait amené jusqu'alors aucun accident.

Reconnaissant les symptômes d'une hernie étranglée, et après avoir vu échouer les moyens de douceur, Henry pratiqua la kéloto mie; après l'incision de la peau, l'aponévrose des muscles et le facia profond furent incisés sur la sonde cannelée et une masse considérable d'épiploon adhérente se présenta. Au-dessous d'elle se trouvait une anse intestinale longue, et d'une couleur rouge foncé. Débridement léger sur un anneau très coupant. Réduction de l'intestin. Abandon dans la plaie de l'épiploon adhérent. Guérison rapide.

OBSERVATION XII.

Hernie étranglée de la ligne semi-lunaire. Opération. Mort.
(Obs. 320 de Cooper.)

Le dimanche 23 mars 1806, je fus appelé par M. Holt, auprès de Mme M. W..., qui avait une hernie ventrale étranglée depuis le samedi précédent. Le lundi à une heure, je trouvai une hernie ayant à peu près le volume du poing, située sur la ligne semi-lunaire, à environ un pouce et demi au-dessous du niveau de l'ombilic. Après de longues tentatives, je parvins à réduire cette hernie et j'appliquai pour la maintenir le bandage que portait habituellement cette dame. Ce bandage, indépendamment de ce qu'il était construit sur de mauvais principes, était encore presque complètement usé par suite du long usage qu'en avait fait la malade ; je me contentai, après avoir réappliqué ce bandage, de prescrire quelques purgatifs et le repos au lit.

Je fus surpris d'être appelé par la même malade, dans l'après-midi du même jour, mais j'appris que la hernie s'était reproduite immédiatement après mon départ, parce que la malade était sortie de son lit et s'était assise pendant quelque temps auprès du feu. Son bandage ne s'était pas opposé efficacement à la reproduction de la hernie.

M. Holt ayant déjà essayé, mais sans succès, de réduire la hernie, nous décidâmes que l'opération devait être faite d'autant mieux que les symptômes étaient très pressants et que l'abdomen fût difficile à trouver à cause des adhérences qu'avait contractées l'épiploon ; mais un bistouri ayant été glissé avec précaution dans l'ouverture du sac, on divisa l'étranglement. L'épiploon fut réduit dans la cavité abdominale ; les téguments furent rapprochés, et la plaie étroitement fermée.

Après l'opération, la malade eut plusieurs selles et tout faisait présager une terminaison heureuse, lorsque, dans la journée du mardi, elle fut prise d'éructations fréquentes, de vomissements fréquents, de constipation absolue, et en même temps, d'un accroissement de la douleur abdominale, ce qui annonçait l'invasion d'une péritonite.

Large saignée, lavements. Le mercredi, vomissements fréquents, abdomen très tendu et douloureux au toucher. Hoquets répétés. Mort, le jeudi matin. Le corps n'a pas été examiné.

OBSERVATION XIII.

Hernie insolite, réduite trois heures après l'étranglement. La hernie sortait par une cicatrice.

(Par le professeur L. Gosselin. In Leçons sur les hernies, à la fin du volume.)

B..., tonnelier, 38 ans, entre à l'hôpital des Cliniques, le 13 janvier 1851. Coup d'instrument tranchant à la partie antérieure de l'abdomen, il y a sept ans ; issue des intestins ; péritonite. Depuis la cicatrisation de sa blessure, il conserve dans ce point une saillie qui ne disparaissait pas par la pression. Le malade portait une simple ceinture, embrassant la saillie. Depuis, aucun accident, aucun trouble fonctionnel.

Dans la soirée du 13 janvier, sans avoir fait le moindre effort, il ressentit une douleur vive à sa blessure. Cette douleur s'irradiait dans le ventre, au point de l'empêcher de continuer sa marche. Apporté immédiatement à l'hôpital. Faiblesse, anxiété, premier vomissement. Il portait à la partie antérieure et postérieure de l'abdomen une tumeur grosse comme le poing, offrant des inégalités, des bosselures, qui semblaient répondre à des circonvolutions intestinales situées sous la peau ; elle n'était pas rénitente et ne s'affaissait pas.

Etat général de l'étranglement. — Si l'on saisissait la tumeur à deux mains, on trouvait que le pédicule de cette tumeur était situé en dehors du muscle droit. Première tentative de taxis pendant dix minutes. M. Gosselin procède de nouveau au taxis. Ne connaissant pas précisément la direction de la blessure, il se contenta de refouler la tumeur vers les parties profondes, en l'embrassan. entre les mains. Au bout de 10 minutes, la tumeur s'était totalement effacée, et le malade éprouvait un état de bien-être ; mais il restait un peu de gonflement que le taxis ne pouvait pas faire disparaître

Les efforts que M. Gosselin fit pour arriver à ce résultat causaient des douleurs assez vives.

On administra du chloroforme, qui, au lieu d'amener un sommeit anesthésique, ne fit qu'occasionner une agitation tétanique. On renonce à la réduction complète, et l'on applique un bandage compressif.

14 janvier. Nuit bonne : ni coliques ni vomissements. Un purgatif administré à quatre heures du matin a produit bon effet. Le bandage enlevé, on constate qu'il reste à la partie inférieure du côté droit une tuméfaction présentant des bosselures, des inégalités un peu plus dures que le reste de la tumeur. Il y a lieu de penser qu'il s'agit d'une portion de l'épiploon irréductible.

Le 15, l'amélioration continue. Le malade mange, et les fonctions digestives se font sans troubles. Pas de douleurs dans le ventre ni au niveau de l'ancienne blessure. La tumeur a repris son volume ordinaire. Le malade sort de l'hôpital, avec un bandage dont la pelote concave embrasse la tumeur.

OBSERVATION XIV.

(Philippe-Joseph Roux. Mélanges de chirurgie, 1809.)

Un cadavre apporté à son amphithéâtre portait au flanc gauche une hernie ventrale beaucoup plus grosse que la tête ; elle contenait la masse entière des circonvolutions intestinales.

L'intérieur du sac était divisé en plusieurs loges par diverses cloisons, et l'ouverture de communication avec l'abdomen pouvait admettre les cinq doigts de la main réunis.

Une personne avait au-dessus de l'épine iliaque antérieure une hernie du même genre, mais petite. On pouvait faire disparaître la saillie antérieure, mais la réduction parfaite était impossible. Les parties déplacées restaient dans l'épaisseur même de la paroi abdominale, et tout faisait supposer que les divers plans musculeux ou aponévrotiques devaient avoir au moins deux ouvertures non correspondantes et distantes plus ou moins l'une de l'autre.

OBSERVATION XV.

Hernie ventrale étranglée. Gastrotomie. Méthode de Lister. *Guérison*,
par M. Félix Terrier.

(Bulletins de la Société de chirurgie, 1878.)

Ursprunger, 63 ans, ancien tailleur de pierres, pensionnaire de Bicêtre, entre à l'infirmerie le 13 décembre 1877, salle Saint-Prosper n° 23. Cet homme est porteur depuis vingt ans environ d'une hernie, inguinale gauche qui aurait succédé à un violent effort : depuis dix ans, il aurait une constipation habituelle ; enfin il assure que cette hernie rentre facilement, et que dans ce cas il souffre de douleurs abdominales vives avec constipation opiniâtre. Il n'y a rien d'autre à noter dans les antécédents du malade ; il raconte que sa hernie, qui offrait environ le volume d'un gros œuf, est rentrée depuis le 9 décembre, sans qu'il sache sous quelle influence. Toujours est-il que depuis ce moment le malade se plaint de coliques et de nausées ; qu'il a eu des vomissements, enfin qu'il n'a pas été à la garde-robe. Depuis ce jour aussi, il n'aurait pu évacuer aucun gaz par l'anus.

Le 14. A la visite, le malade présente le faciès abdominal ; il a eu des nausées et quelques vomissements porracés pendant la nuit ; l'examen attentif des régions ombilicale et inguino-crurale permet d'affirmer qu'il n'y a pas de hernie étranglée en ces points. Si l'on fait tousser le malade, la hernie inguinale gauche descend jusqu'à la partie supérieure des bourses, mais il est facile de la réduire sans que le malade éprouve la moindre douleur à ce niveau. Toutefois, la pression des doigts exercée en dedans de l'orifice interne du trajet inguinal gauche, vers le bord externe du muscle grand droit, détermine une assez vive douleur, qui s'irradie dans tout le reste de l'abdomen. En outre, le malade accuse en ce point des douleurs spontanées plus ou moins aiguës qui déterminent, dit-il, des coliques et des nausées ; à ce niveau, les téguments ne sont soulevés par aucune tumeur, et la palpation faite avec précaution ne nous donne que des signes négatifs. Il n'y a

pas de ballonnement du ventre, et le malade urine bien. Pas de
fièvre, 37°.

Nous pratiquons le toucher rectal, et nous ne trouvons aucun
obstacle au cours des matières dans la partie inférieure de l'intestin. En présence de ces accidents encore peu graves d'étranglement interne, nous crûmes devoir temporiser : une diète absolue,
glace, deux injections de morphine, de 1 cent. Lavement purgatif.

Le 15. L'état général restait à peu près le même, le ventre était
cependant ballonné ; il n'y avait eu que deux vomissements depuis
la veille. Constipation toujours opiniâtre, pas d'évacuations ga-
zeuses, les douleurs abdominales étaient un peu calmées. Même
traitement. Glace, trois injections de chlorhydrate de morphine.

Le 16. Même état général et même traitement.

Le 17. Le facies du malade est plus altéré, les nausées sont plus
fréquentes ; il y a eu quelques vomissements fécaloïdes pendant
la nuit. Absolument décidé à intervenir, j'avais fait préparer la
veille à peu près tout ce qu'il faut pour une ovariotomie ; de plus
j'avais prié mon collègue et ami M. Just Lucas-Championnière de
venir m'aider de ses conseils, désirant faire l'opération de la gastrotomie en suivant les préceptes de Lister.

Le malade fut encore examiné avec soin, et en palpant la région douloureuse, nous pûmes sentir profondément derrière la
paroi abdominale un empâtement assez circonscrit, ce qui nous
fit penser que c'était en ce point que devait exister l'obstacle au
cours des matières intestinales.

Le malade fut endormi : une incision de 7 à 8 centimètres fut
pratiquée sur la ligne blanche, entre l'ombilic et la région pu-
bienne, des pinces hémostatiques furent placées sur les vaisseaux
sectionnés par le bistouri. La cavité péritonéale fut ouverte très
facilement dans toute l'étendue de la plaie, et il s'écoula un peu de
liquide séro-sanguinolent.

Ecartant les bords de l'incision pour explorer la face interne de
la paroi abdominale, il me fut facile de sentir et même de voir au-
dessus et au-dedans de l'orifice péritonéal du trajet inguinal une
anse d'intestin grêle qui semblait pénétrer dans la paroi abdominale antérieure. Cette anse s'enfonçait dans un véritable sac
présentant un collet résistant, mais qui cependant fut assez facile-

ment déchiré par le doigt. Je pus donc retirer l'anse intestinale manifestement étranglée, longue de 2 à 3 centimètres, offrant une coloration rouge violacé et présentant au niveau du
collet herniaire une véritable rainure annulaire, sans trace de
gangrène imminente, au moins autant qu'on peut en juger en pareil
sac. La cavité du sac herniaire dans laquelle je pus introduire l'extrémité du doigt était formée par une sorte de hernie du péritoine,
au niveau du bord externe du muscle grand droit de l'abdomen.

L'anse herniée dégagée et essuyée avec grand soin à l'aide
d'éponges phéniquées, je m'empressai de refermer le ventre avec
sept points de sutures profonds faits avec du fil d'argent.

Pendant toute l'opération, la plaie et les mains de l'opérateur
étaient restées plongées dans le nuage antiseptique produit par un
pulvérisateur inventé par mon ami Championnière.

Pansement phéniqué complet recouvert d'ouate et maintenu par
une ceinture de flanelle. Notons encore qu'avant d'endormir le
patient, que ses jambes avaient été enveloppées d'ouate, et que
pendant l'opération des serviettes chaudes avaient été constam-
ment appliquées sur la partie latérale du ventre, et sur la poitrine
pour éviter tout refroidissement.

Les soins consécutifs furent ceux que j'ai l'habitude de prescrire
pour les ovariotomies : glace, potion de Todd, injection de morphine. Après l'opération, le malade a été assez agité, il s'est plaint
de vives douleurs abdominales, un peu calmées par une injection
sous-cutanée de morphine. Les nausées ont été fréquentes, mais il
n'y eut plus de vomissements.

Dans la soirée, il se produisit un peu de ballonnement du ventre,
et l'on dut resserrer la ceinture de flanelle. P. 100. T. 37°,2. La
nuit a été plus calme.

Le 18, les douleurs sont presque nulles, le ventre n'est plus sen-
sible à la pression; il y a encore des nausées et un peu de ballonnement. P. 110 ; T. 37,6 ; glace ; potion de Todd ; lait glacé. Le
soir les nausées ont disparu, le malade accuse encore quelques coliques. P. 120 ; T. 38,5.

Le 10. Nuit calme. On change le pansement pour la première
fois.

Les deux fils supérieurs de la suture abdominale se sont brisés,
mais sont restés en place, on les enlève. Le ventre est souple, un

peu ballonné et indolore à la pression. Le malade accuse encore quelques nausées, il existe une teinte subictérique des conjonctives : les urines sont rares et foncées en couleur, il n'y a ni sucre ni albumine ; mais beaucoup de phosphates. T. 37,2. Le soir, 37,5. Le mieux continue, même régime.

Le 20, nuit très bonne. Depuis la veille a rendu une grande quantité de gaz par l'anus, ce qui a déterminé, dit-il, quelques coliques et des épreintes. T. 38,2. La teinte subictérique des conjonctives persiste et la langue est un peu sèche; toutefois le malade se trouve très bien. Le soir, T. 38°.

Le 21, à la suite d'un lavement simple, le malade a eu une selle, soit quatre jours après l'opération et onze après le début des accidents d'étranglement. La nuit a été agitée, cependant, il n'y a eu ni coliques ni nausées. La langue est redevenue normale ; l'ictère tend à disparaître. On enlève le troisième et le cinquième fil. P. 96. T. 37°,5. Le malade, qui jusqu'alors n'avait pris que du lait glacé, demande à manger un peu ; œuf, poisson.

Le 22. On constate que la plaie abdominale s'est en partie désunie à sa partie moyenne ; le quatrième fil s'étant rompu, est enlevé. Quelques coliques ayant déterminé une selle abondante, pansement de Lister et compression assez énergique du ventre avec la flanelle. T. 37°,5. Le soir 36°,9.

Le 23, la teinte subictérique des conjonctives a presque totalement disparu, mais les urines sont toujours foncées.

La partie désunie de la plaie semble se recoller. Même pansement. T. m. 37°. T. s. 36°,8.

Le 24. Les deux derniers fils d'argent sont enlevés. L'état général est excellent. Selle abondante ce matin. T. m. 37°. T. s. 37°,1.

Le 24, la plaie est fermée. Suppression du pansement de Lister. On se contente de maintenir le ventre avec de la ouate et une ceinture de flanelle. En fait, la guérison était complète dix jours après l'opération.

Notons cependant qu'il conserva pendant quelque temps une grande faiblesse, et que le tremblement sénile dont il était atteint a très notablement augmenté depuis.

Le malade sort de l'infirmerie le 19 janvier 1878; nous lui avons fait confectionner une ceinture abdominale avec plaque rembourrée médiane, de manière à bien maintenir la cicatrice de la gastrotomie. De plus, il porte un bandage inguinal gauche qui maintient très bien sa hernie.

Depuis cette époque notre opéré a pu vaquer à ses occupations habituelles sans ressentir la moindre gêne. Toutefois il se plaint encore de coliques, mais c'est lorsque sa hernie inguinale tend à sortir et n'est pas bien maintenue par le bandage. Enfin, malgré l'application méthodique de sa ceinture abdominale, la cicatrice profonde a cédé, et le malade présente une légère éventration, surtout vers la partie inférieure de sa cicatrice,

Observation XVI.

(Mackrocki. Beitrag zur Pathologie der Bauchbrüche brüche.)

1º Hernie de la paroi abdominale chez une femme de 66 ans, hernie devenue irréductible, étranglement sans cause bien connue ; la hernie était de la grosseur d'un œuf de poule, et située dans l'épaisseur de l'oblique, elle existait depuis 16 ans et avait pris naissance, on ne sait par quelle cause. Le collet de la hernie était étreint par quelques bandelettes fibreuses ; dans le cours de l'opération, perforation de la portion de l'intestin engagée.

Excison d'une partie de la séreuse et du sac herniaire. Formation d'un anus contre nature ; cet anus avait une situation très défavorable, attendu que la malade était très grasse et que la plaie était très profonde ; en sorte que pus et matières avaient grand peine à s'écouler. Mort par péritonite ; embolies graisseuses.

Observation XVII.

(Mackrocki. Id.)

Hernie de la paroi abdomidale chez une femme de 60 ans, du volume d'un œuf de pigeon, située à une distance de cinq travers de doigt du ligament de Poupart droit. La hernie existait depuis 15 ans. Etranglement subit sans cause connue. Péritonite, perforation et mort. Pas d'autopsie.

Paris. — A. PARENT, imp. de la Faculté de Médecine, r. M.-le-Prince, 29-31.

ARNOULD. — **Nouveaux éléments d'hygiène**, par J. AR, professeur d'hygiène à la faculté de médecine de Lille. 1881, 1 vol. 1000 pages, avec 150 figures....................................

BOUDIN. — **Traité de géographie et de statistique médicale et des maladies endémiques**, comprenant la météorologie et la géologie médicales, les lois statistiques de la population et de la mortalité, la distribution géographique des maladies, et la pathologie comparée des races humaines, par le docteur J.-Ch.-M. BOUDIN. 2 vol. grand in-8, avec 9 cartes et tableaux... 20 fr.

COLIN (Léon). — **Traité des maladies épidémiques**, origine, évolution, prophylaxie par Léon COLIN, professeur à l'École du Val-de-Grâce. 1879, 1 vol. in-8 de 1·050 pages................................ 16 fr.

DECAISNE (J.). — **Plantes de l'Arabie Heureuse**, par J. DECAISNE, professeur au Muséum, précédé d'une notice sur un voyage de l'Arabie Heureuse, entrepris par P.-E. Botta. 1 vol. in-4, avec 3 pl.............. 10 fr.

DELILE. — **Fragments d'une flore de l'Arabie Pétrée**, in-4, avec une planche double... 3 fr.

DURAND FARDEL. — **Une mission médicale en Chine.** La Chine et les conditions sanitaires des ports ouverts au commerce étranger; étude sur les quarantaines en Chine et au Japon. Paris, 1877, gr. in-8, 126 pages, avec cartes et plans... 4 fr.

FONSSAGRIVES. — **Traité d'hygiène navale.** *Deuxième édition*, mise au courant des progrès de l'art nautique et de l'hygiène générale. Paris, 1877, 1 vol. in-8, xvi-920 p. et 145 fig. .... 15 fr.

LOMBARD. — **Traité de climatologie médicale**, comprenant la météorologie médicale et l'étude des influences du climat, par le Dr H.-C. LOMBARD (de Genève). Ouvrage complet, 4 vol. in-8................ 40 fr.
— **Atlas de la distribution géographique des maladies dans leurs rapports avec les climats.** 1 vol. in-4 de 25 cartes coloriées avec texte explicatif, cartonné................................... 12 fr.

MAGET. — **Notice sur les végétaux les plus vulgaires de l'archipel japonais.** Paris, 1878, in-8, 23 pages.................... 1 fr.

MAHÉ. — **Manuel pratique d'hygiène navale**, ou Des moyens de conserver la santé des gens de mer, par le docteur J. MAHÉ, médecin-professeur de la marine. 1874, 1 vol. in-18 jésus, xv-451 pages, cart......... 3 fr. 50

MORACHE. — **Pékin et ses habitants.** Étude d'hygiène. Paris, 1869, in-8, 104 p. avec pl.. 3 fr.

ROCHARD. — **Étude synthétique sur les maladies endémiques.** Paris, 1871, in-8 de 90 pages............................... 2 fr.

ROUBAUD (E.). — **Relation médicale d'un voyage d'émigrants indiens** effectué de Pondichéry à la Pointe-à-Pitre. Paris, 1868, gr. in-8, 50 p.. 2 fr.

www.ingramcontent.com/pod-product-compliance
Ingram Content Group UK Ltd.
Pitfield, Milton Keynes, MK11 3LW, UK
UKHW021002230726
13924UKWH00009B/1210